先端医学社　定期刊行物ご案内

◆炎症性腸疾患（IBD）の病態解明・治療法確立と患者さんのQOL向上をめざす情報誌．

IBD Research
Journal of Inflammatory Bowel Disease Research

- 季刊誌（3,6,9,12月各10日発行）
- A4判／80ページ程度
- 定価（本体2,000円+税）
- 年間購読料：8,000円+税（年4回）

◆医学生・研修医を含む若手の消化器内科医に向けて，消化器病の臨床をおこなうにあたって重要な「サイエンス」を取り上げ，臨床へとつながる基礎の知識をわかりやすく解説．

消化器病学サイエンス
Science of Gastroenterology

- 季刊誌（3,6,9,12月各1日発行）
- A4判／60ページ程度
- 定価（本体2,500円+税）
- 年間購読料：10,000円+税（年4回）

◆分子レベルで解明の進んでいるリウマチ性疾患の病態の発症機序をいかに臨床へ応用するか，その最先端情報を解説するリウマチ病学の専門誌．

分子リウマチ治療
Molecular Rheumatology and Therapy

- 季刊誌（1,4,7,10月各20日発行）
- A4判／60ページ程度
- 定価（本体2,300円+税）
- 年間購読料：9,200円+税（年4回）

◆本誌は進歩著しい「炎症」と「免疫」に関する分野における研究成果を臨床にフィードバックさせ，新しい治療へのアプローチを模索する情報誌．

炎症と免疫
Inflammation & Immunity

- 隔月刊誌（毎偶数月の各20日発行）
- B5判／100ページ程度
- 定価（本体2,000円+税）
- 年間購読料：12,000円+税（年6回）

◆睡眠医学を医療全般に反映することをめざす専門誌．最新知見を幅広く網羅し，臨床に役立つ情報を提供．

ねむりとマネージメント
Sleep and Management

- 年2回（3,9月各25日発行）
- A4判／50ページ程度
- 定価（本体2,000円+税）
- 年間購読料：4,000円+税（年2回）

弊社の出版物の情報はホームページでご覧いただけます．また，バックナンバーのご注文やご意見・ご要望なども受け付けております．

 株式会社 先端医学社　〒103-0007 東京都中央区日本橋浜町2-17-8 浜町平和ビル
TEL 03-3667-5656（代）/FAX 03-3667-5657
http://www.sentan.com

分子リウマチ治療
Molecular Rheumatology and Therapy

特集　リウマチ・膠原病の画像診断の進歩

特集にあたって：＜企画：池田　啓（千葉大学医学部附属病院アレルギー・膠原病内科）＞

　画像診断は，病態を可視化することにより，問診・診察・検体検査では得られない情報をもたらす強力なツールである．従来の単純 X 線を中心とする画像診断は，粗大な構造変化を捉えるものであり，リウマチ・膠原病診療においては，関節破壊などの病態転帰を評価することがその主な目的であった．しかし，近年の画像診断の進歩により，現行の炎症そのものを捉えることが可能となり，その役割が大きく変わりつつある．
　本特集では，実診療で既に汎用されている超音波検査・MRI のリウマチ性疾患における役割，また炎症性疾患における有用性がつぎつぎと明らかとなっている FDG–PET/CT，さらに分子病態を可視化する生体イメージングにつき，それぞれ第一線で活躍されている先生方に概説をお願いした．進歩した画像診断の現状と可能性に触れていただき，実診療あるいは研究に役立てていただくことを祈念する．

リウマチ・膠原病診療において FDG–PET/CT 検査はどこまで有用か？	山下裕之	1
全身性エリテマトーデスの関節炎を画像で診る	小倉剛久	8
超音波検査による関節リウマチの活動性評価：どの関節を評価すべきか？	吉見竜介	12
脊椎関節炎における体軸関節の病態に画像診断で迫る	田村直人ほか	17
全身 MRI による関節リウマチの評価	神島　保	21
生体イメージングで関節リウマチの病態を可視化する	菊田順一ほか	25

vol.11 no.1
2018

2

連載 **骨代謝・骨免疫［第 15 回］**
骨細胞：骨代謝の司令塔　　　　　　　　　　　　権藤　理夢ほか　　29

連載 **疾患からみた細胞表面機能分子［第 15 回］**
STEAP4 と関節リウマチ　　　　　　　　　　　　江辺　広志ほか　　33

連載 **リウマチ性疾患の難治性病態の治療［第 12 回］**
シェーグレン症候群にともなう神経障害　　　　　木村　暁夫　　　37

連載 **免疫学の ABC［第 6 回］**
自然リンパ球の種類と役割　　　　　　　　　　　千葉　麻子　　　42

Journal Club

○Romosozumab (sclerostin monoclonal antibody) versus teripa-ratide in postmenopausal women with osteoporosis transition-ing from oral bisphosphonate therapy : a randomised, open-label, phase 3 trial.

○Local clearance of senescent cells attenuates the develop-ment of post-traumatic osteoarthritis and creates a pro-regen-erative environment.　　　　　　　　　　　　　　中村　洋　　　46

○Anifrolumab, an Anti-Interferon-α Receptor Monoclonal Anti-body, in Moderate-to-Severe Systemic Lupus Erythematosus.

○Randomized Trial of C5a Receptor Inhibitor Avacopan in ANCA-Associated Vasculitis.　　　　　　　　　　　廣村　桂樹　　　47

○Atorvastatin-induced necrotizing autoimmune myositis : An emerging dominant entity in patients with autoimmune myositis presenting with a pure polymyositis phenotype.

○Thigh muscle MRI in immune-mediated necrotizing myopathy : extensive oedema, early muscle damage and role of anti-SRP autoantibodies as a marker of severity.　　　　平形　道人　　　48

○Herpes Zoster and Tofacitinib : Clinical Outcomes and the Risk of Concomitant Therapy.

○The Safety and Immunogenicity of Live Zoster Vaccination in Patients With Rheumatoid Arthritis Before Starting Tofaci-tinib : A Randomized Phase Ⅱ Trial.　　　　　　永井　立夫　　　49

エッセイ『私とリウマチ学』　　　　　　　　　高林克巳　　　50

弊社の出版物の情報はホームページでご覧いただけます.
また，バックナンバーのご注文やご意見・ご要望なども受け付けております.
http://www.sentan.com

～早期診断・治療のための～
肺高血圧症 Q&A

編集　福田　恵一
慶應義塾大学医学部内科学教室循環器内科教授

定価（本体 4,400 円 + 税）
B5 判 /264 頁 /ISBN：978-4-86550-118-6

希少疾患である肺高血圧症は有効な治療法がなくきわめて予後不良であったが，近年，病態の解明・治療薬の開発が進み，予後改善が期待されるようになった．一方で，治療の遅れが生命予後に数年以上の差を生み出すことも明らかとなってきており，その早期診断・治療の重要性が非常に高まっている．本書はあらゆる診療科の実地医家を対象に肺高血圧症の病態から診断・治療に至るすべてのポイントを専門家が「Q & A」形式で解説している．診療机につねに置くべき一冊．

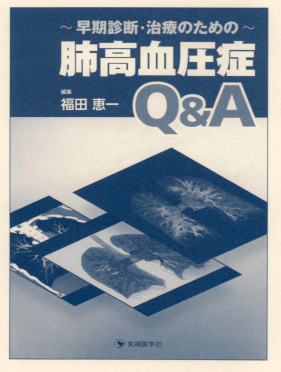

主要目次

Part 1　肺高血圧症治療の現状と疫学的背景をみる
Q1. 肺高血圧症とはどのような疾患なのでしょうか．最新の定義について教えてください．**Q2.** 肺高血圧症にはどのような分類があるのでしょうか．また，それぞれどのくらいの頻度と予後でしょうか．

Part 2　肺高血圧症の早期診断をめざす
Q3. 肺高血圧症の早期診断はなぜ必要なのでしょうか．治療介入のタイミングが予後に及ぼす影響について教えてください．**Q4.** 肺高血圧症の診断はどのようにおこなうのでしょうか．診断アルゴリズム，専門医紹介のタイミングについて教えてください．ほか

Part 3　肺高血圧症の病態をみる
Q12. 特発性肺動脈性肺高血圧症（IPAH）および遺伝性肺動脈性肺高血圧症（HPAH）の病態，治療指針と予後について教えてください．**Q13.** 膠原病に伴う肺動脈性肺高血圧症の病態，治療指針と予後について教えてください．ほか

Part 4　肺高血圧症の治療戦略を探る
Q23. 肺高血圧症と診断された場合，ニース分類や日本および世界のガイドラインをふまえ，どのような治療アルゴリズムが提唱されているのでしょうか．**Q24.** 肺高血圧症患者の日常生活指導のポイントと，QOLを低下させないための工夫を教えてください．ほか

 株式会社　先端医学社

〒103-0007 東京都中央区日本橋浜町2-17-8 浜町平和ビル
TEL 03-3667-5656（代）/FAX 03-3667-5657
http://www.sentan.com

特集 | リウマチ・膠原病の画像診断の進歩

リウマチ・膠原病診療において FDG-PET/CT 検査はどこまで有用か？

山下裕之
YAMASHITA Hiroyuki
国立国際医療研究センター膠原病科

Key Words ▶▶▶▶▶ ■FDG-PET/CT ■関節リウマチ ■脊椎関節炎 ■リウマチ性多発筋痛症 ■成人 Still 病 ■再発性多発軟骨症 ■IgG4 関連疾患 ■大血管炎症候群

FDG-PET/CT は，特に特異的血清マーカーのない膠原病疾患の診断，病変分布や生検部位同定，治療効果判定に有用である．関節リウマチ（RA）については関節炎の分布と程度の評価に有用で，リウマチ性多発性筋痛症（PMR）の診断に関しても，腸恥滑液包炎や肩部における限局的で massive な FDG 集積は，高齢発症 RA との鑑別に有用である．さらに，坐骨結節，脊椎棘突起，大腿転子部における FDG 集積は PMR による滑液包炎を示唆する．脊椎関節炎に関しては，早期仙腸関節炎や腱付着部炎の同定に優れている．成人 Still 病の PET 所見の特徴は骨髄・脾臓・リンパ節・関節に非常に強い FDG 集積を認めることだが，悪性リンパ腫との鑑別を要する．再発性多発軟骨炎においては，無症候性軟骨炎などを検出するのにも有用であり，IgG4 関連疾患に関しては，非炎症性疾患にもかかわらず，特徴的な各病変への FDG 集積を認める．非特異的症状しか有さない高齢者の不明炎症の鑑別として大血管炎症候群は重要で PET がその検出に優れる．

■ はじめに

　FDG 集積は糖代謝の亢進を反映し，腫瘍性病変の他に，炎症性病変でも集積を認めることが知られている．FDG-PET/CT は，特に，PMR，LVV，成人 Still 病（ASD）など，決定的な血清マーカーはない膠原病疾患の診断の手助けになり，CT や MRI では指摘できない超早期病変や同定困難な病変部位を全身網羅的に同定し，診断・活動性評価に非常に有用である．当院では膠原病疾患の診断および活動性評価における FDG-PET/CT の有用性について，2009 年に論文発表した関節リウマチ（RA）をはじめ，多くの経験を論文化しており，2014 年には *Arthritis Research & Therapy* 誌にレビューを掲載した[1]．以下に，そのレビューをもとに，各膠原病疾患

における FDG-PET/CT の有用性について述べていく．

■ 1. 関節リウマチ（RA）

　関節炎における FDG 集積を定量化した standardized uptake values（SUVs）の程度は，DAS28 や SDAI などの疾患活動性指標とも相関し，FDG 陽性関節数は SUV 累計や罹病期間にも強く相関していることが示されている[2]．特に大関節における SUV と，血中の炎症反応[3]，疾患活動性[4]とのあいだに密接な関係があることが報告されている．超音波検査（US）上の滑膜肥厚の程度や MRI 上の造影効果所見と関節 SUV のあいだにも有意な相関関係を認めた[5]．さらに当院で Kubota ら[3]が寛解患者にも潜在的に FDG 集積を認める関節を認め，環軸関

節の炎症を早期に評価できる可能性を見出した．FDG-PET は治療後の効果についても評価可能である[6]．

以上，RA 症例における関節炎の分布と程度の評価，および治療後の効果判定に FDG-PET に有用であることが分かる．また，訴えの少ない高齢者の潜在性関節炎の同定や MRI ですら同定困難な環軸関節の炎症を超早期に評価できる可能性がある．

■ 2. 脊椎関節炎 (Spondyloarthritis：SpA)

SpA は，腱付着部炎，仙腸関節炎，炎症性脊椎炎を特徴とする．まず，Taniguchi ら[7]は，SpA 症例における FDG-PET/CT による腱付着部炎の同定について報告し，腰椎棘突起や坐骨結節の腱付着部炎に関しては，MRI より PET のほうが有意に検出率に関して優れていた．Strobel ら[8]は，活動性 AS 患者の仙腸関節の評価について，機械的腰痛 (mechanical low back pain：MLBP) を有する群と比較して研究をおこなった．仙腸関節/仙骨における FDG 集積比は，1.3 を cut off とすると FDG-PET/CT の仙腸関節炎診断に対する感度・特異度は，それぞれ 80%，77% であった．Grade 3 の仙腸関節炎にかぎっていえば感度 94% を有していた．われわれ[9]は SpA，RA，PMR 患者の PET 所見を比較した．仙腸関節における SUVmax は，SpA 群が RA や PMR 群に比較して高かったが，脊椎は各群で有意差がなく，脊椎棘突起や大転子部の腱付着部炎もしくは滑液包炎を示す部位では，PMR 群と SpA 群では同等で RA に比して高い集積を認めた．脊椎で差がなかったのは，炎症性疾患の場合，脊椎を含めた骨髄の FDG 集積が増加した影響があると思われる．

以上のように SpA における仙腸関節炎や腱付着部炎の同定に PET が非常に有用であることが分かるが，脊椎棘突起や坐骨結節，大腿転子部における集積は，SpA による腱付着部炎なのか PMR による滑液包炎なのか PET だけでは区別がつかない．ただ，既知の SpA 症例に PET を施行することにより腱付着部炎や仙腸関節炎の活動性を評価することは可能である．

■ 3. リウマチ性多発筋痛症 (PMR)

PMR には Chuang ら[10]や Healey[11]などの古典的診断基準などがあるが，特異的な所見に乏しい．今まで US や MRI 検査上，肩峰下滑液包炎や大転子部滑液包炎が認められることが証明されてきた[12][13]．2012 年に ACR/EULAR 共同でスコアリングアルゴリズムを用いた PMR の暫定分類基準が提唱され，三角筋下滑液包炎や上腕二頭筋腱鞘滑膜炎，肩甲上腕筋滑膜炎，股関節滑膜炎，大転子部滑液包炎といった US 所見が加味されたが，一番鑑別が重要となる高齢発症関節リウマチ (elderly-onset RA：EORA) を比較対象にした時，特異度は 70% 程度に下がるという問題がある．われわれは，自施設で PMR 症例に FDG-PET/CT を施行し，その所見について解析した．まず，性・年齢・炎症反応などをマッチさせた多発関節炎をともなう PMR 以外の膠原病疾患を比較対象とした[14]．図❶が典型的な PMR 症例の FDG-PET/CT 像と MRI 画像である．腰椎棘突起や大腿部大転子，坐骨結節に FDG 集積を認め，MRI 検査でも造影効果を認める．各部位の FDG 集積陽性率の比較をおこなったところ，坐骨結節，大腿大転子部，脊椎棘突起，股関節への FDG 集積は有意に PMR 群で多かった．一方，肘や手関節など遠位関節においてはコントロール群において高かった．坐骨結節・大腿転子部・棘突起に関しては感度・特異度いずれも比較的高く，特に坐骨結節・大腿転子部・棘突起のうち，2 ヵ所以上，FDG 集積を認めた場合，感度 85.7%，特異度 88.2% と良好な結果を認めた．そのなかでも特徴的な所見として，PMR 症例の 79% に脊椎棘突起に FDG 集積を認め，棘突起間滑液包炎と考えられた[15]~[17]．上述のように，EORA と PMR は発症様式や症状が類似し，時に鑑別が非常に困難である．次にわれわれは，両者の FDG-PET/CT 所見を改めて比較検討した[18]．その結果，まず肩・股に関して，集積の程度に差を認めなかったが，集積パターンに差異を認めた (図❷)．肩において EORA で上腕骨頭を取り囲む全周性の集積が認められる傾向があるのに対し，PMR では上腕骨頭近傍に限局的で massive な集積がみられる傾向にあった．前者が滑膜炎を表現しているのに対して後者は滑液包炎を反映したものと思われる．また，股関節にお

特集 | リウマチ・膠原病の画像診断の進歩

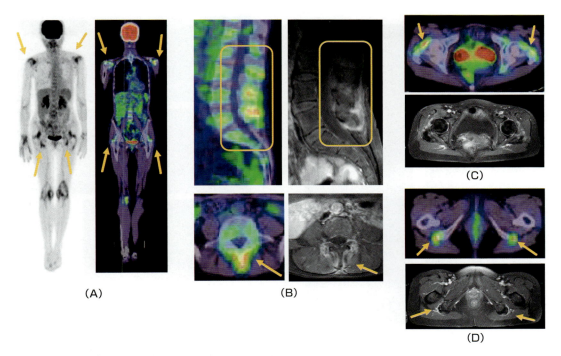

図❶ PMRの典型的FDG-PET/CT像とMRI像
58歳女性で肩や股にFDG集積を認める（A）．軸位および矢状断（B〜D）では，腰椎棘突起や大腿転子部，坐骨結節に滑液包炎と思われるFDG集積を認める．MRIでも同部位に造影効果を認める．

（Yamashita H et al, 2012[14]より引用）

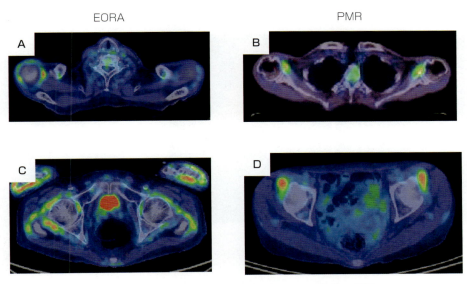

図❷ EORAとPMRにおける肩・股関節部に関するFDG集積の差異
肩において，EORA（A）で，上腕骨頭を取り囲む全周性の集積が認められる傾向があるのに対し，PMR（B）では上腕骨頭近傍に限局的でmassiveな集積がみられる傾向にあった．また，股関節においても，EORA（C）で大腿骨頭を取り囲むようびまん性の集積がみられる傾向があるのに対し，PMR（D）では大腿骨頭前方に孤立性の集積が分離できる傾向があることが分かった．

（Takahashi H et al, 2015[18]より引用）

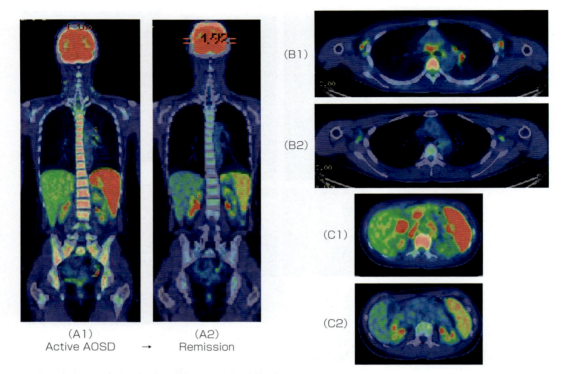

図❸　ASD の典型的 FDG-PET/CT 像の治療前後の比較
　32 歳女性の ASD 患者で，ステロイドおよびトシリズマブ投与前後の PET 像を比較したものである．治療前，骨髄（A1）・リンパ節（B1）・脾臓（C1）に著明な FDG 集積を認め，症状・CRP やフェリチン値改善とともに FDG 集積消退傾向にある．

（Yamashita H *et al*, 2014[21]）より引用）

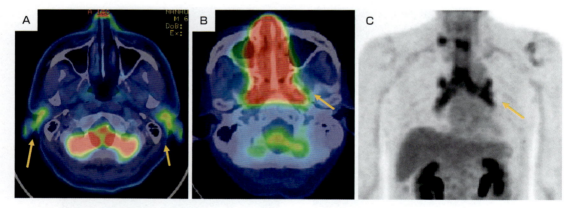

図❹　RPC のさまざまな PET 像
　（A）61 歳男性，全身症状および耳介軟骨の発赤を認めた．FDG-PET/CT 上，耳介に著明な FDG 集積を認める．（B）74 歳女性，鼻腔症状を呈し，TypeⅡコラーゲン抗体陽性で鼻軟骨生検の結果は RPC に矛盾しなかった．鼻腔に著明な FDG 集積を認める．（C）66 歳男性，全身症状および呼吸器症状を呈して来院．TypeⅡコラーゲン抗体陽性で喉頭生検の結果は，RPC に矛盾しなかった．両側主気管支などに著明な FDG 集積を認めた．

（Yamashita H *et al*, 2014[23]）より引用）

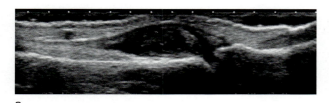
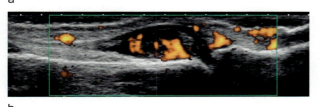

図❶ 36歳. 女性. 全身性エリテマトーデス関節炎
　a：グレースケール画像　b：パワードプラ画像
　関節超音波検査. 第1指指節間関節縦断像.
　関節内の滑膜増殖と滑液貯留を認め, 関節内部
　と腱付着部への血流シグナルを認めている.

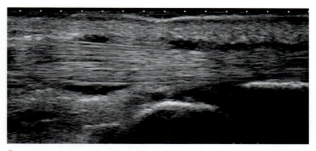
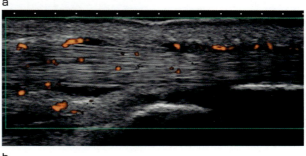

図❷ 53歳. 女性. 全身性エリテマトーデス腱鞘炎
　a：グレースケール画像　b：パワードプラ画像
　関節超音波検査. 第3指屈筋腱縦断像.
　屈筋腱周囲に低エコー領域を認め, 血流シグナ
　ルを認めている.

性 (non-deforming non-erosive：NDNE) の関節炎である. SLE関節炎にともなう変形はJaccoud関節症 (Jaccoud's arthropathy：JA) といわれ, 手指は良く知られているが, 足趾にも認められる. 骨破壊をともなわない整復可能な関節変形で, 痛みはともなわないか軽度なことが多く, SLEの3～5％程度に起こるとされている. 一方, SLEにおいて単純X線検査を用いて評価した場合, RAと同様の骨びらんを認める症例は5％以下とされ, 特にSLEとRAそれぞれの分類基準を満たす場合にrhupusと呼ばれている.

2. 骨びらんと骨髄浮腫

　SLEに対する関節超音波の検討では関節滑膜炎のみならず腱病変も一般的に認め, 無症候性の滑膜炎を認める場合がある. また単純X線検査でびらんの認められなかった場合でもMRIや超音波検査によって認めることがある. 超音波で108人の関節症状が現在もしくは過去にあったSLEをJAとrhupus, NDNE (明らかな変形がなく, 単純X線検査でびらんを認めない) の3群に分けて手指を検討したところ, びらんを認めた頻度はそれぞれ17％, 88％, 21％だった[4]. RAと同様に高感度画像検査は, 単純X線検査で見つからなかったびらんを高頻度に見つけることが可能であり, 今まで非びらん性であると考えられてきたJAやSLE関節炎の一部はびらんを有することが明らかとなってきた. 一方でMRIによるびらんは健常者も含め非特異的に存在する可能性も示唆される. SLE, RA, 健常者の3群の比較では, びらんを認めた症例はそれぞれMCP関節で48％, 68％, 18％, 手関節で82％, 100％, 97％と特に手関節では健常者も含めてすべての群で高頻度に認められた[5]. しかしびらんの大きさを示すRA-MRI score (RAMRIS) のびらんスコア合計は健常者とくらべてSLE/RA群で有意に高かった. 健常者は小さなびらん (RAMRIS 1-2点) を認める一方, SLE/RA群では大きな, 複数のびらんを認めていた. またSLE患者におけるCTによる評価ではびらんを認める割合に大きな違いはなかったが, JAやNDNEとくらべrhupusで大きなびらんを数多く認めており[6], びらんの臨床的意義は一様ではないと考えられる.

　骨髄浮腫はMRIでのみ観察できる病変であり, RAではびらんに至る前の早期変化としてその臨床的意義が確立されている. SLEにおいても骨髄浮腫は認められるが, RAとくらべ頻度は低い. ただし程度を示すRAM-

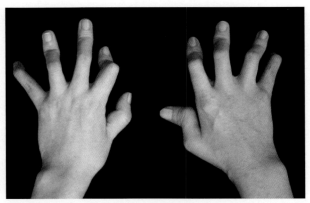
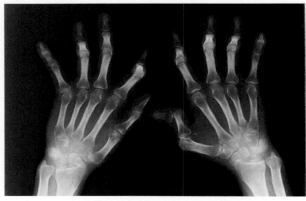

図❸　35歳．女性．全身性エリテマトーデス Jaccoud 関節症
a：全身性エリテマトーデス（Jaccoud 関節症）
b：単純 X 線検査画像
尺側偏位とボタン穴変形，Swan-neck 変形，第1指の Z 変形が見られるがびらんは認めない．

RIS 浮腫スコアでは両疾患のあいだに差はなかった[5)7)]．

3. 関節変形

SLE 関節炎にともなう変形は JA が知られ，RA で起こる様な尺側偏位，MCP 関節の屈曲変形/亜脱臼，ボタンホール変形，Swan-neck 変形や親指の Z 変形などを認める（図❸）．JA と RA による関節変形の最大の違いは関節破壊の有無だが，両者の関節炎にはどこに違いがあるのだろうか．

病理所見は，滑膜炎所見は見られるものの比較的軽度，細胞成分に富む間質の肥厚が目立つ，関節包などの周囲の線維化が認められるなどとの指摘がある[8)9)]．手・手指関節炎のある SLE 患者を対象にした MRI 検査では，JA 患者に関節包の腫脹や高度な浮腫性腱鞘炎を認めたが，活動性滑膜増殖を認めず，長期の罹病期間にもかかわらず骨びらんを認めなかったことが指摘されている[10)]．また，われわれは SLE および RA 患者における関節・腱病変の違いを明らかにすることを目的に，未治療の関節病変を有する SLE と RA を対象に関節超音波検査を用いた比較検討をおこなった[11)]．関節病変の頻度に有意差はなかったが，腱病変は SLE により多く認められた．特に手関節部の腱病変は有意に SLE で多かった．また個々の病変強度を評価するためにグレースケールとパワードプラによるスコアを検討すると，関節病変では SLE は RA とくらべ，より軽度であったが，腱病変では有意な違いは見られなかった．さらに関節病変と腱病変との関連を調べるためにそれぞれの指ごとに関節と腱病変の一致を検討した．同一指における関節病変と腱病変の一致度は κ 値で SLE，RA それぞれ 0.201，0.415 であり，腱病変のある指に関節病変のある割合は SLE では 49％に認めたが，RA では 74％と有意に多く，関節病変と独立して腱病変が起こり得ることが示唆された．SLE における腱病変の優位性は，SLE 関節症の特徴である Jaccoud 変形との関連が示唆される．

これらのことより JA の原因は関節滑膜炎による関節破壊が主体ではなく，関節包や腱などの周囲組織に炎症が続くことによって靱帯の圧迫や筋肉の押し付ける力が失われることで変形していくと考えられている．

ただし，80人の NDNE 関節炎を認めた SLE 患者5年の前向き研究では，5人が JA へと進展したが，ベースラインの超音波検査所見とは関連がなく JA 進展のリスクは罹病期間と筋骨格系の BILAG スコア継続的な高値が影響していた[12)]．

おわりに

従来，非びらん性とされてきた SLE の関節病変は，画像検査の進歩によりびらんをともなうことが決して珍しいものではないことが明らかとなってきた．また関節病変と同様に腱病変の重要性が示唆される．しかしこれまでの研究はサンプルサイズの小さいものが多く，前向き

特集 | リウマチ・膠原病の画像診断の進歩

超音波検査による関節リウマチの活動性評価：どの関節を評価すべきか？

吉見竜介
YOSHIMI Ryusuke
横浜市立大学医学部血液・免疫・感染症内科学

Key Words >>>>> ■関節リウマチ ■関節超音波 ■滑膜炎 ■PD シグナル ■評価関節

近年，関節リウマチ（RA）における疾患活動性の評価に関節超音波検査（US）が活用されるようになった．しかし，実臨床において全身のすべての関節を US で評価することは時間的制約から現実的ではない．US で評価すべき関節の部位や数についてはこれまでにいくつかの報告みられるが，世界的にコンセンサスを得ているものはない．われわれは RA 234 例による解析から，両側の第 2・3MCP，手，膝関節の合計 8 関節による US 評価を全身の滑膜炎の病勢を把握する方法として推奨している．本稿ではこれまでに国内外にて提案されている US 評価法を紹介しながら，US 評価法の最適化について概説する．

はじめに

近年，関節リウマチ（rheumatoid arthritis：RA）において生物学的製剤や分子標的治療薬の登場により関節予後を著明に改善させることが可能になった結果，早期診断や厳密な疾患活動性の制御がますます重要性を増している．そのためには正確な滑膜炎の評価が不可欠であるが，一般診察による関節所見は滑膜炎の検出において感度や特異度は低く客観性に欠ける．それに対して超音波検査（ultrasonography：US）は観察したい関節を感度よく低コストで客観的に観察できるため滑膜炎の診断や活動性のモニタリングに有用である．2010 年に新しい RA 分類基準が発表された際にも，US が滑膜炎を感度よく客観的に検出できる方法として言及されている[1]．US での評価指標として活動性滑膜炎に伴う血流増加を示すパワードップラー（PD）シグナルや滑膜肥厚・滑液貯留を示すグレースケール（GS）所見が用いられる．個々の

関節の評価指標の程度を示す方法として半定量的なスコアリングシステムが定着し，日本リウマチ学会（Japan College of Rheumatology：JCR）からも「関節エコー評価ガイドライン」が公表されている[2]．しかし，RA の診断や疾患活動性の評価のためにどの関節を US で観察すべきかについての国内外でのコンセンサスは得られていない．観察しうるすべての関節を隈なく観察すればその分多くの情報は得られるが，実臨床においては時間的な制約を考えると現実的な方法ではない．本稿では，これまでに国内外で提案されているいくつかの US 評価法の最適化の知見について概説する．

1. これまでに提唱されている US 関節評価法

これまでに評価関節数を少なくし簡略化された US 評価法がいくつかのグループにより提案されている（**表**

の検討はほとんどなされていない.

　MRI, 超音波検査などの高感度画像検査を用いて見つかったびらんを有する関節炎が, rhupusもしくはRAの合併といわれてきたような, X線検査だけを見ればRAと区別がつかないような関節炎へ進展していくのかは不明である. またJAに進展する病態を予測し, その変形を阻止する適切な治療をすることができるのかも明らかではない.

　さらなるSLE関節病変の解明は, SLEに留まらない関節疾患の病態理解につながるものと考えられる.

■文　献

1) Wallace D, Hahn B : *Dubois' Lupus Erythematosus and Related Syndromes, 8th ed,* Expert Consult-Online, Elsevier Health Sciences, 2012, pp305-307

2) Drenkard C *et al* : Burden of systemic lupus erythematosus on employment and work productivity : data from a large cohort in the southeastern United States. *Arthritis Care Res* **66** : 878-887, 2014

3) Buskila D *et al* : Fibromyalgia in systemic lupus erythematosus : prevalence and clinical implications. *Clin Rev Allergy Immunol* **25** : 25-28, 2003

4) Gabba A *et al* : Joint and tendon involvement in systemic lupus erythematosus : an ultrasound study of hands and wrists in 108 patients. *Rheumatology* **51** : 2278-2285, 2012

5) Tani C *et al* : MRI pattern of arthritis in systemic lupus erythematosus : a comparative study with rheumatoid arthritis and healthy subjects. *Skeletal Radiol* **44** : 261-266, 2015

6) Piga M *et al* : Ultrasonographic assessment of bone erosions in the different subtypes of systemic lupus erythematosus arthritis : comparison with computed tomography. *Arthritis Res Ther* **18** : 222, 2016

7) Boutry N *et al* : MR imaging findings in hands in early rheumatoid arthritis : comparison with those in systemic lupus erythematosus and primary Sjögren syndrome. *Radiology* **236** : 593-600, 2005

8) Cruickshank B : Lesions of joint and tendon sheaths in systemic lupus erythematosus. *Ann Rheum Dis* **18** : 111-119, 1959

9) 高窪祐弥ほか : リウマチ性疾患のジャクー関節症における病理組織学的検討. 関節の外科 **39** : 19, 2012

10) Ostendorf B *et al* : Jaccoud's arthropathy in systemic lupus erythematosus : differentiation of deforming and erosive patterns by magnetic resonance imaging. *Arthritis Rheum* **48** : 157-165, 2003

11) Ogura T *et al* : Comparison of ultrasonographic joint and tendon findings in hands between early, treatment-naïve patients with systemic lupus erythematosus and rheumatoid arthritis. *Lupus* **26** : 707-714, 2017

12) Piga M *et al* : Predictors of musculoskeletal flares and Jaccoud's arthropathy in patients with systemic lupus erythematosus : A 5-year prospective study. *Semin Arthritis Rheum* **46** : 217-224, 2016

672-680, 1982

11) Healey LA : Long-term follow-up of polymyalgia rheumatica : evidence for synovitis. *Semin Arthritis Rheum* **13** : 322-328, 1984

12) Cantini F *et al* : Shoulder ultrasonography in the diagnosis of polymyalgia rheumatica : a case-control study. *J Rheumatol* **28** : 1049-1055, 2001

13) Salvarani C *et al* : Polymyalgia rheumatica and giant-cell arteritis. *Lancet* **372** : 234-245, 2008

14) Yamashita H *et al* : Whole-body fluorodeoxyglucose positron emission tomography/computed tomography in patients with active polymyalgia rheumatica : evidence for distinctive bursitis and large-vessel vasculitis. *Mod Rheumatol* **22** : 705-711, 2012

15) Salvarani C *et al* : Cervical interspinous bursitis in active polymyalgia rheumatica. *Ann Rheum Dis* **67** : 758-761, 2008

16) Bywaters EG : Rheumatoid and other diseases of the cervical interspinous bursae, and changes in the spinous processes. *Ann Rheum Dis* **41** : 360-370, 1982

17) Bywaters EG *et al* : The lumbar interspinous bursae and Baastrup's syndrome. An autopsy study. *Rheumatol Int* **2** : 87-96, 1982

18) Takahashi H *et al* : Differences in fluorodeoxyglucose positron emission tomography/computed tomography findings between elderly onset rheumatoid arthritis and polymyalgia rheumatica. *Mod Rheumatol* **25** : 546-551, 2015

19) Tani Y *et al* : Enlargement of iliopsoas bursa in a patient with polymyalgia rheumatica. *J Rheumatol* **28** : 1198-1199, 2001

20) Mori S *et al* : A case of femoral nerve palsy caused by iliopectineal bursitis associated with rheumatoid arthritis. *Mod Rheumatol* **14** : 274-278, 2004

21) Yamashita H *et al* : Clinical value of ^{18}F-fluoro-dexoxyglucose positron emission tomography/computed tomography in patients with adult-onset Still's disease : a seven-case series and review of the literature. *Mod Rheumatol* **24** : 645-650, 2014

22) Dong MJ *et al* : (18) F-FDG PET/CT in patients with adult-onset Still's disease. *Clin Rheumatol* **34** : 2047-2056, 2015

23) Yamashita H *et al* : Utility of fluorodeoxyglucose positron emission tomography/computed tomography for early diagnosis and evaluation of disease activity of relapsing polychondritis : a case series and literature review. *Rheumatology*（*Oxforfd*）**53** : 1482-1490, 2014

24) Ebbo M *et al* : Usefulness of 2-[18F]-fluoro-2-deoxy-D-glucose-positron emission tomography/computed tomography for staging and evaluation of treatment response in IgG4-related disease : a retrospective multicenter study. *Arthritis Care Res*（*Hoboken*）**66**：86-96, 2014

25) Takahashi H *et al* : The utility of FDG-PET/CT and other imaging techniques in the evaluation of IgG4-related disease. *Joint Bone Spine* **81** : 331-336, 2014

26) Treglia G *et al* : Usefulness of whole-body fluorine-18-fluorodeoxyglucose positron emission tomography in patients with large-vessel vasculitis : a systematic review. *Clin Rheumatol* **30** : 1265-1275, 2011

27) Muto G *et al* : Large vessel vasculitis in elderly patients : early diagnosis and steroid-response evaluation with FDG-PET/CT and contrast-enhanced CT. *Rheumatol Int* **34** : 1545-1554, 2014

特集 リウマチ・膠原病の画像診断の進歩

全身性エリテマトーデスの関節炎を画像で診る

小倉剛久

OGURA Takehisa

東邦大学医学部内科学講座膠原病学分野，東邦大学医療センター大橋病院

Key Words >>>>> ■全身性エリテマトーデス ■Jaccoud 関節症 ■rhupus ■超音波検査 ■磁気共鳴画像（MRI）

全身性エリテマトーデス（SLE）の関節病変は非変形性・非破壊性の関節炎を特徴とするが，Jaccoud 関節症といわれる変形や関節リウマチと同様の破壊性変化をきたす rhupus，腱病変など多岐にわたっている．単純 X 線写真で骨びらんの認めない関節炎も超音波検査や MRI 検査などの高感度画像検査によりその一部に骨びらんを認めることが明らかとなった．また腱病変の重要性も示されており，SLE 関節病変における画像診断の重要性は増している．

■ はじめに

全身性エリテマトーデス（systemic lupus erythematosus：SLE）は全身性の多臓器に病変をきたす自己免疫疾患である．なかでも関節病変は SLE 患者の 90％以上に認め，初発時の 60％に認める主要な病変である[1]．他の臓器病変とくらべると生命予後に影響を与えない軽度な病態と考えられているが，関節病変による自覚症状や機能障害から QOL や労働生産性にも影響を及ぼしていることが指摘されており[2]，SLE 診療において重要な問題の 1 つである．一方，これまでは身体所見と単純 X 線検査が関節病変評価の中心であったが，近年では超音波検査や MRI などの高感度画像検査を用いることで滑膜炎などの軟部組織の病変や骨病変を詳細に評価できるようになってきた（図❶，❷）．関節リウマチ（rheumatoid arthritis：RA）をはじめとしてその有用性が示されており，SLE における知見も増えてきた．

本稿では，画像診断から見る SLE 関節病変について概説する．

■ 1. 関節病変

SLE の関節症状は一般的に対称性で多関節に認められ，移動する傾向があり，24 時間以内に消失することもある．指関節，手関節，膝関節は特に多く，足関節，肘関節，肩関節，股関節などにも認められるが，仙腸関節や頸椎の報告はあるものの稀とされている．朝のこわばりもよく見られるが数分以内のことが多く，RA ほど長くない．また痛みの程度はしばしば身体所見を超えることがあり，臨床的に明らかな炎症所見のみられない痛みを認める場合もある．筋痛や倦怠感といった症状を訴えることも多く，一部の患者では線維筋痛症との合併をみとめ，SLE 活動性悪化にともなう症状と混同する可能性がある[3]．

関節症状の主要な病態は関節炎であるが，多くは関節変形をともなわず軟骨や骨の破壊をともなわない非破壊

特集 | リウマチ・膠原病の画像診断の進歩

表❶ これまでに提案されている US 評価法

発表年	著者	症例数	評価関節数	観察部位	用途	参照基準とした US 評価関節数	感度	相関	文献
2008	Naredo ら	160	12	両側の手，第2・3MCP，肘，膝，足	疾患活動性評価	44	PD 91% GS 100%	PD 0.89～0.90 GS 0.86～0.87	3)
2008	Iagnocco ら	25＋18	10	両側の手，第2・5MCP，第3PIP，膝	治療反応性評価	—	N/A	N/A	5）6)
2009	Backhaus ら	120 （含PsA）	7	利き手足側の手，第2・3MCP，第2・3PIP，第2・5MTP	治療反応性評価	—	N/A	N/A	8)
2011	Hammer ら	20	7	利き手足側の手，第2・3MCP，第2・3PIP，第2・5MTP	治療反応性評価，疾患活動性評価	78	N/A	PD 0.95 GS 0.87～0.93	9)
2011	Kawashiri ら	22	6	両側の手，第2・3MCP	疾患活動性評価	12	N/A	PD 0.92	12)
2012	Perricone ら	45	6	両側の手，第2MCP，膝	治療反応性評価，疾患活動性評価	12	PD 100% GS 100%	PD＋GS 0.92～0.94	7)
2013	Naredo ら	67	20	両側の手，第2～5MCP，足，第2～5MTP	臨床的寛解時の疾患活動性評価	44	PD 100% GS 97%	PD 0.99 GS 0.95	4)
2015	Yoshimi ら	234	8	両側の第2・3MCP，手，膝	疾患活動性評価	24	PD 98% GS 98%	PD 0.97 GS 0.98	10)
2017	Sun ら	705	8	両側の第2・3・5MCP，手	疾患活動性評価	22	PD 97% GS 94%	PD 0.97 GS 0.96	11)

❶)[3)5)～12)]．スペインのグループは両側の肘，手，第2・3MCP，膝，足関節の計12関節を選択する方法を提唱している[3)]．生物学的製剤を開始した160例のRA患者において，包括的44関節評価を参照基準とした場合，治療前後の12関節評価は滑膜肥厚やPDシグナルをそれぞれ100%，91%と非常に感度よく検出された．さらに，12関節評価でのGSやPDのスコアは44関節評価のそれらとよく相関した．同グループは臨床的寛解と判断されたRA67例（うちDAS28寛解41例，SDAI寛解22例）のデータにもとづいて臨床的寛解時に評価すべき関節部位の最適化も試みており，両側の手，第2～5MCP，足，第2～5MTP関節の計20関節による評価が滑膜炎の検出において最も感度が高かったとしている[4)]．

イタリアのグループはRAに対するアダリムマブ（25例），エタネルセプト（18例）の治療反応性を評価するために，両側の第2・5MCP，第3PIP，手，膝関節の計10関節を選択し，滑膜肥厚，PDシグナル，滑液貯留，腱滑膜炎，滑液胞炎，骨びらん，軟骨変化を含めたUS評価をおこなった．その結果，10関節のUSスコアの総計は臨床的疾患活動性指標であるDAS28と同様に治療に

よって減少し，USによる治療効果判定の有効性を示した[5)6)]．さらに，同グループはスペインのグループが提唱した12関節評価法をさらに簡略化するために，両側の手，第2MCP，膝関節の計6関節を評価する方法の有効性を検討した[7)]．エタネルセプトを開始する45例のRA患者がエントリーされ，滑液貯留，滑膜肥厚，PDシグナルが評価された．その結果，12関節評価を参照基準とした場合，6関節評価の感度は滑液貯留，滑膜肥厚，PDシグナルのいずれにおいてもほぼ100%であった．3ヵ月の治療による6関節評価スコアの変化量はDAS28の変化量とよく相関していた．

ドイツのグループはRAの治療効果を評価する目的で，利き手・利き足側の手，第2・3MCP，第2・3PIP，第2・5MTP関節の計7関節を評価する"German US7 score"を提唱した[8)]．109例のRAと11例の乾癬性関節炎がこの研究にエントリーされ，従来型合成抗リウマチ薬やTNF阻害薬による治療開始・変更の前後で7関節においてGSモードやPDモードで滑膜炎，腱鞘滑膜炎，骨びらんが評価された．その結果，6ヵ月間の治療による滑膜炎，腱鞘滑膜炎のGS・PDスコアの変化量は

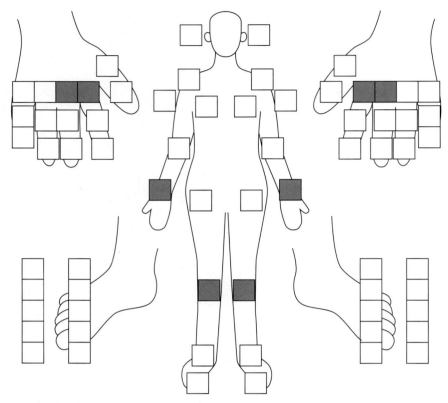

図❶　8関節評価法において観察する関節
両側の第2・3MCP, 手, 膝の計8関節においてPDシグナル, GS所見を半定量的に評価する[10].

DAS28の変化量と相関していた．また，ノルウェーのグループはこの7関節評価スコアが78関節評価の包括的スコアと良く相関することを示した[9]．

2. ルーチン検査としての8関節評価法の有用性

　上述のようにUS評価法を実臨床に利用しやすくするために簡略化しても滑膜炎検出の有効性が保たれるとする報告が散見される一方，これまでの報告では症例数が少なく標準的な評価法として認められるものはなかった．そこで，われわれはRA234例のデータを用いてUS評価に最適な関節部位の組み合わせを検討し，その結果にもとづいて両側の第2および第3MCP，手，膝の計8関節（図❶）による評価をRAの診断や活動性評価のためのルーチン評価法として推奨している[10]．この研究では24関節（全PIP，全MCP，両手，両膝関節）でUS

を施行し，PD，GS所見をGrade 0～3に半定量的にスコア化して各総和を求めてこれを参照基準とし，さまざまな方法で評価部位を限定した際のPD，GS所見の感度と陰性的中率（NPV）を調べた．まず各関節別に平均PDスコアを求めたところ，手，膝，第2MCP，第3MCP関節の順に高値であった．これらの8関節のPDスコアの総和（total PD score-8）はさまざまな関節の組み合わせによる評価法のなかで最も高い感度（98.1％）とNPV（96.2％）を示した．GSスコアの総和（total GS score-8）についても高い感度（98.3％）を示し，包括的24関節評価と8関節評価でPD，GSの検出結果に乖離を認めたのはそれぞれ3例，4例のみであった．また，total PD score-8とtotal GS score-8は包括的24関節の総PDスコア，総GSスコアとそれぞれ非常に強い相関を示した（それぞれr_s = 0.97, 0.78）．

　その後，中国のグループがRA705例のUSデータを用いてわれわれと同様の解析をおこない，両側の第2・3・

5MCP, 手関節の計8関節の評価を提案している[11]. この研究では両手指22関節の評価を参照基準としており, 高率にUS所見が検出される膝関節は検討に含まれていない.

3. 患者評価にもとづく関節評価部位の決定の可能性

近年, 患者参加型医療の観点から患者自身による治療効果の評価, いわゆる "patient-reported outcome (PRO)" が重要視されてきている. そこで, われわれは患者の希望に沿ったUS観察部位の決定がRAの活動性評価に有用かどうかを検討した. RA延べ406例に上記の手, 膝, 第2・3MCP関節によるルーチン8関節評価をおこない, 患者が症状が最も強いと感じる関節部位（最強症状関節）がルーチン8関節に含まれない場合には, その関節部位を追加評価した[13]. その結果, 最強症状関節は209例でルーチン8関節に含まれ（ルーチン群）, 148例でルーチン関節に含まれずに追加観察を要した（追加観察群）. 最強症状関節のPDスコア, GSスコアはtotal PD score-8, total GS score-8とそれぞれ正に相関したが, 追加観察群では相関がみられなかった. ルーチン8関節評価を参照基準とした場合, 最強症状関節評価のUS滑膜炎（PDスコア≧1かGSスコア≧2の少なくともいずれかを満たす）の感度はルーチン群では84.0%と高かったが, 追加観察群は50.0%と低かった. しかし, ルーチン8関節評価でUS所見が陰性であった追加観察群症例のうち38%で最強症状関節にUS滑膜炎を認めた. 以上から, USにおいてルーチン評価に追加する形で患者の希望に合わせた関節評価をおこなうことは滑膜炎の検出感度を上げるために有用であることが示された. また, 患者参加型のUS観察部位決定は良好な医師-患者関係を構築するという点においても有意義であると考えられる.

おわりに

本稿ではUSで評価すべき関節部位と数を最適化する試みに関するこれまでの知見を紹介した. JCRはUSにおける撮像方法やスコアリングの標準化に努めてきているが, 今後実臨床においてルーチンで観察すべき関節部位と数についても標準化が進められることが期待される. われわれが推奨する8関節評価は全身の滑膜炎の有無や活動性をよく反映しており, 評価関節数が少なく検査時間短縮の利点もあることから, 実臨床に有用であると考えられる.

文献

1) Aletaha D et al: 2010 rheumatoid arthritis classification criteria: an American College of Rheumatology/European League Against Rheumatism collaborative initiative. *Ann Rheum Dis* **69**: 1580-1588, 2010
2) 関節リウマチ超音波標準化小委員会: リウマチ診療のための関節エコー評価ガイドライン 滑膜病変アトラス, 羊土社, 東京, 2014.
3) Naredo E et al: Validity, reproducibility, and responsiveness of a twelve-joint simplified power doppler ultrasonographic assessment of joint inflammation in rheumatoid arthritis. *Arthritis Rheum* **59**: 515-522, 2008
4) Naredo E et al: Ultrasound joint inflammation in rheumatoid arthritis in clinical remission: how many and which joints should be assessed? *Arthritis Care Res* **65**: 512-517, 2013
5) Iagnocco A et al: Clinical and ultrasonographic monitoring of response to adalimumab treatment in rheumatoid arthritis. *J Rheumatol* **35**: 35-40, 2008
6) Iagnocco A et al: Etanercept in the treatment of rheumatoid arthritis: clinical follow-up over one year by ultrasonography. *Clin Rheumatol* **27**: 491-496, 2008
7) Perricone C et al: The 6-joint ultrasonographic assessment: a valid, sensitive-to-change and feasible method for evaluating joint inflammation in RA. *Rheumatology (Oxford)* **51**: 866-873, 2012
8) Backhaus M et al: Evaluation of a novel 7-joint ultrasound score in daily rheumatologic practice: a pilot project. *Arthritis Rheum* **61**: 1194-1201, 2009
9) Hammer HB et al: Comparisons of 7- to 78-joint ultrasonography scores: all different joint combinations show equal response to adalimumab treatment in patients with rheumatoid arthritis. *Arthritis Res Ther* **13**: R78, 2011
10) Yoshimi R et al: A novel 8-joint ultrasound score is useful in daily practice for rheumatoid arthritis. *Mod Rheumatol* **25**: 379-385, 2015
11) Sun X et al: A simplified and validated ultrasound scor-

ing system to evaluate synovitis of bilateral wrists and hands in patients with rheumatoid arthritis. *Clin Rheumatol*, 2017

12) Kawashiri SY *et al* : The power Doppler ultrasonography score from 24 synovial sites or 6 simplified synovial sites, including the metacarpophalangeal joints, reflects the clinical disease activity and level of serum biomarkers in patients with rheumatoid arthritis. *Rheumatology*（Oxford）**50** : 962-965, 2011

13) Yoshimi R *et al* : On-demand ultrasonography assessment in the most symptomatic joint supports the 8-joint score system for management of rheumatoid arthritis patients. *Mod Rheumatol* **27** : 257-265, 2017

特集 リウマチ・膠原病の画像診断の進歩

脊椎関節炎における体軸関節の病態に画像診断で迫る

田村直人　林　絵利　多田久里守
TAMURA Naoto, HAYASHI Eri, TADA Kurisu
順天堂大学医学部膠原病内科

Key Words ▶▶▶▶ ■体軸性脊椎関節炎　■強直性脊椎炎　■付着部炎　■骨新生　■画像診断

強直性脊椎炎は体軸関節である仙腸関節，脊椎（椎間関節）を侵す脊椎関節炎のプロトタイプであり，特徴的なX線所見としてbamboo spineが有名である．長期経過において単純X線で最初に骨破壊性変化がみられ，その後に骨新生による靱帯骨棘がみられる．MRIが多くの臨床試験で経時的におこなわれるようになり，びらん性変化の前に炎症性変化（骨髄浮腫）がみられること，びらん性病変はおもに脂肪組織で埋められること，その後に骨新生が起こってくること，などが明らかになっている．

はじめに

脊椎関節炎（spondyloarthritis：SpA）は，体軸関節炎，末梢関節炎，腱や靱帯の付着部炎などの関節症状や，ぶどう膜炎などの関節外症状，さらにはHLA-B27遺伝子との関連性など共通の臨床症状・所見を示すいくつかの疾患の総称である．強直性脊椎炎（ankylosig spondylitis：AS）は体軸性脊椎関節炎（axial SpA）の代表疾患であり，仙腸関節および脊椎の炎症とそれに引き続く骨新生が起こり，進行すると体軸関節強直による特有の身体障害をきたす．ASの体軸関節病変は進行が緩徐であり，組織採取も困難であることから不明な点が多いが，近年の生物学的製剤の臨床試験およびMRI画像などから病態に関する新たな知見も得られている．本稿ではASの体軸病変について概説する．

1. 体軸性脊椎関節炎の診断における画像検査

SpAの炎症は，腱または靱帯の付着部の炎症である付着部炎（enthesitis）から始まると考えられている．付着部は強靭な骨と腱のあいだにあって機械的刺激を受けやすい部位であり，過度の運動負荷などによる付着部の慢性炎症は日常的にみられる．SpAの体軸病変においても付着部や構成細胞への物理的なストレスが付着部炎発症の誘因となる可能性が考えられている[1]．ASの診断には改訂New York（mNY）診断基準が用いられてきたが，この基準では最初に変化がみられる仙腸関節のX線変化の進行度を，0度：正常，1度：疑い（骨縁の不鮮明化），2度：軽度（小さな限局性の骨びらん，硬化．関節裂隙は正常），3度：明らかな変化（骨びらん・硬化の進展と関節裂隙の拡大，狭小化または部分的な強直），4度：関節裂隙全体の強直，に分け，ASと診断するには両側2度以上もしくは片側3度以上が必要である[2]．し

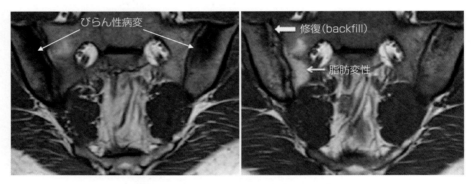

図❶ ASASによるaxial SpAの分類基準
(Rudwaleit M et al, 2009[3] より改変引用)

図❷ MRIにおける仙腸関節の経時的変化
(Maksymowych WP et al, 2014[6] より改変引用)

かし，ASでは骨変化をきたすまでに数年の期間を要することTNF阻害薬が登場し早期治療介入の意義が考えられることなどから，より早期の診断・分類が求められるようになった．このような流れから，2009年に国際脊椎関節炎評価学会(ASAS)は「X線変化のないaxial SpA (non-radiographic SpA：nr-axial SpA)」およびASをまとめて分類する体軸性脊椎関節炎(axial SpA)の分類基準を提唱した(図❶)[3]．画像のアームにおいては仙腸関節炎のmNY基準以外に，MRIで「1ヵ所の骨髄浮腫が連続した2スライス以上でみられる，もしくは，1スライスの骨髄浮腫が2ヵ所以上みられる」が満たされてもよい．骨髄浮腫は炎症を表しており，X線でまだ変化がみられない時期でも認められる．しかしこの所見は非特異的にみられることがあるため，誤ってax-SpAに分類されてしまうことが危惧されている[4]．また，nr-axial SpAは必ずしもASになるわけではなく，軽症例や他の疾患も含まれているため十分な注意が必要である．

2. 体軸病変のX線における経時的変化

ASの体軸病変は通常，仙腸関節，下部腰椎から上方へと進展する．仙腸関節のX線変化は概ね前述したグレードの順に進行する．脊椎のX線では，まず椎体の靭帯付着部にびらん性変化による方形化(squaring)がみ

経時的変化	骨破壊性変化		骨修復と骨新生	
	付着部炎(enthesitis)→骨炎(osteitis)	骨びらん(squaring)	修復(backfill) 硬化 脂肪変性	Syndesmophyte形成
	骨粗鬆症			
病変部のMRI所見	T2強調, および STIR画像で高信号域		T1強調で高信号域 T2強調で低信号域	T1強調で低信号域 T2強調で低信号域
関連する可能性がある分子, サイトカイン	TNFα IL-23, IL-17 ⟶		PPARγ PGE2 脂質メディエター	IL-22 VEGF BMPs(阻害noggin) Wnts(阻害 Dkk-1, sclerostin)

図❸　椎体の MRI 変化と病態

られる．その後，脊椎の垂直方向に起こる骨新生による靭帯骨棘（syndesmophyte）が形成されて，左右対称性の椎体間架橋，脊椎強直（ankylosis）の順に進んでいく．新たな靭帯骨棘が X 線上で検出されるまで 2 年以上，強直まで 5〜10 年以上の期間を要するとされる．脊椎強直の範囲は個々の患者でさまざまであり，全脊椎強直に至るのは約 3 分の 1 である．また，椎体間には骨新生が起こる一方で，椎体骨自体には骨粗鬆症がみられ，椎体骨折の頻度が非常に高くなる[5]．

3. MRI 画像における経時的変化

　MRI 検査がおこなわれるようになり，上記の X 線変化が起こる以前だけでなく，その経過中にどのようなことが起こっているのかが明らかになってきた．MRI では前述の通り，仙腸関節では X 線で骨びらんがみられる前に炎症による骨髄浮腫像が認められるが，脊椎において椎体辺縁の骨髄浮腫，すなわち骨炎（osteitis）が検出される．これは付着部の炎症が近傍の骨に波及したものである．椎体のびらん性病変は MRI において炎症が存在する部位に一致してみられることから，炎症にともなって起こる変化と考えられる．さらに，びらん性病変は経過にともない脂肪組織などにより修復されることが MRI により明らかになっている．これは埋め戻し（backfill）とよばれ，仙腸関節においても同様の現象が認められる

（図❷）[6]．仙腸関節の炎症像，びらんは TNF 阻害薬により減少し，修復像が増えることが報告されている[7]．

4. 炎症と骨新生の関連性

　MRI 変化と病態との関連を図❸に示した．TNF 阻害薬治療例における新たな syndesmophyte 形成は，MRI で炎症が継続していた部位ではなく，炎症が消失した部位に多くみられることが報告されている[8)9]．Sieper ら[10]は，骨新生は組織学的に炎症がない部位で増加しており，時期的には炎症と炎症の合間に syndesmophyte が成長する可能性があるとしている．AS は特に発病後しばらくは症状の変動が激しいことが知られているが，一時的に症状が寛解し炎症が終息することが骨新生に関与しているのかもしれない．AS の臨床試験およびコホート研究の MRI 画像の解析では，骨びらん修復像である脂肪変性がみられる椎体において syndesmophyte がより多くみられており，AS の骨新生は炎症後に脂肪浸潤など組織の metaplasia を経て起こってくる可能性が示唆されている[11]．

5. 病態に関与するサイトカイン，骨関連分子

　TNF 阻害薬が体軸関節の炎症に関与していることは

明らかである．さらにゲノムワイド関連解析において，ASとIL-23受容体の遺伝子多型の関連が報告されており[12]．IL-23/IL-17の経路が炎症から骨新生までの複数の過程で関与している可能性が示唆されている．マウスではIL-23が付着部局所のT細胞（IL-23R＋ROR-γt⁺CD3⁺CD4⁻CD8⁻Sca1⁺entheseal resident T cell）を介して炎症を増強させるとともに，IL-22/STAT-3依存性の骨リモデリングを誘導することが示されている[13]．実際にAS患者では血清IL-23が高く，また椎間関節の軟骨下骨髄や線維組織でIL-23発現がみられることが報告されている[14]．骨新生に関しては骨芽細胞増殖因子であるbone morphologic proteins（BMPs）とその抑制因子であるnoggin，骨芽細胞分化に重要なWntとその抑制因子であるsclerostinやDkk-1，骨芽細胞分化を促進するvascular endothelial growth factor（VEGF）などが関与していると考えられる．

■ おわりに

TNF阻害薬は早期から長期間投与することにより，炎症を抑制してそれに引き続く病態を抑えることで，ある程度最終的な骨新生を抑制できると現在では考えられている．しかし，骨新生を直接的に抑制する治療は存在しない．画像検査を含む臨床のフィードバックと骨形成の分子病態の解明により，今後はさらにASをはじめとするSpAの病態が明らかになり，治療が進歩することが期待される．

■ 文 献

1) Lories R *et al*：Progress in spondyloarthritis. Mechanisms of new bone formation in spondyloarthritis. *Arthritis Res Ther* **11**：221, 2009

2) van der Linden S *et al*：Evaluation of diagnostic criteria for ankylosing spondylitis. A proposal for modification of the New York criteria. *Arthritis Rheum* **27**：361-368, 1984

3) Rudwaleit M *et al*：The development of Assessment of SpondyloArthritis international Society classification criteria for axial spondyloarthritis（part II）：validation and final selection. *Ann Rheum Dis.* **68**：777-783, 2009

4) Dubreuil M *et al*：Axial spondyloarthritis classification criteria：the debate continues. *Curr Opin Rheumatol.* **29**：317-322, 2017

5) Weiss RJ *et al*：Increased fracture risk in patients with rheumatic disorders and other inflammatory diseases--a case-control study with 53,108 patients with fracture. *J Rheumatol* **37**：2247-2250, 2010

6) Maksymowych WP *et al*：Fat metaplasia and backfill are key intermediaries in the development of sacroiliac joint ankylosis in patients with ankylosing spondylitis. *Arthritis Rheumatol* **66**：2958-2967, 2014

7) Pedersen SJ *et al*：Course of Magnetic Resonance Imaging-Detected Inflammation and Structural Lesions in the Sacroiliac Joints of Patients in the Randomized, Double-Blind, Placebo-Controlled Danish Multicenter Study of Adalimumab in Spondyloarthritis, as Assessed by the Berlin and Spondyloarthritis Research Consortium of Canada Methods. *Arthritis Rheumatol* **68**：418-429, 2016

8) Maksymowych WP *et al*：Inflammatory lesions of the spine on magnetic resonance imaging predict the development of new syndesmophytes in ankylosing spondylitis：evidence of a relationship between inflammation and new bone formation. *Arthritis Rheum* **60**：93-102, 2009

9) Baraliakos X *et al*：The relationship between inflammation and new bone formation in patients with ankylosing spondylitis. *Arthritis Res Ther* **10**：R104, 2008

10) Sieper J *et al*：Critical appraisal of assessment of structural damage in ankylosing spondylitis：implications for treatment outcomes. *Arthritis Rheum* **58**：649-656, 2008

11) Chiowchanwisawakit P *et al*：Focal fat lesions at vertebral corners on magnetic resonance imaging predict the development of new syndesmophytes in ankylosing spondylitis. *Arthritis Rheum* **63**：2215-2225, 2011

12) Burton PR *et al*：Association scan of 14,500 nonsynonymous SNPs in four diseases identifies autoimmunity variants. *Nat Genet* **39**：1329-1337, 2007

13) Sherlock JP *et al*：IL-23 induces spondyloarthropathy by acting on ROR-γt⁺CD3⁺CD4⁻CD8⁻entheseal resident T cells. *Nat Med* **18**：1069-1076, 2012

14) Appel H *et al*：*In situ* analysis of interleukin-23- and interleukin-12-positive cells in the spine of patients with ankylosing spondylitis. *Arthritis Rheum* **65**：1522-1529, 2013

特集　リウマチ・膠原病の画像診断の進歩

全身 MRI による関節リウマチの評価

神島　保

KAMISHIMA Tamotsu

北海道大学大学院保健科学研究院医用生体理工学分野

Key Words >>>>> ■関節リウマチ　■全身 MRI　■滑膜炎　■骨髄浮腫　■骨侵食

全身関節 MRI による関節リウマチ（RA）評価は，文字通り全身の関節を一度の検査に評価できる画像診断法であり，全身関節を侵し得る RA 病変の評価には理想的と考えられる．近年では，横断的な評価のみならず，縦断的な評価にも用いられつつある．一方で，すべての関節を同等の画質で評価できるわけではなく，検査時間の延長や評価の煩雑さも課題である．また，造影剤投与後，部位により撮像タイミングが異なるために，造影後画像の解釈にも注意を要する．これまでに報告された RA における全身 MRI の論文を紹介し，今後の課題を探る．

はじめに

　関節リウマチ（RA）は主に関節滑膜を侵す全身性の慢性疾患である．RA の病変は関節滑膜に始まり，やがて骨に進展し，ついには骨の破壊や変形を来たす．骨病変は最初の 2 年ほどで著明に進行すると考えられているので[1)2)]，病初期に速やかに診断を確定して生物学的製剤の使用も念頭に治療を開始することが大切である．また，生物学的製剤の使用中止可否の判断には，ある製剤のそれぞれの患者における効果の正しい評価が重要であることは言うまでもない．現状，治療前後の疾患活動性評価には DAS28 などの臨床的指標が汎用されるが，より客観的に RA の病態そのものである滑膜炎の病勢をあらわす画像診断手法も盛んに報告されている．

　RA 診療における画像診断の役割は早期 RA の診断確定，合併症の診断，関節破壊予後予測，治療効果判定にある．RA の画像診断法としての単純写真には長い歴史

があるが，単純写真で捉えられる骨変形や骨侵食は，比較的特異的ではあるものの，RA が進行して初めて観察できる病変であり，治療効果を反映しにくく，早期診断や早期治療効果判定には不向きである．MRI や超音波診断法など，近年発達した画像診断法に期待されているのは，早期病変を捉えるのみならず，滑膜炎の活動性の変化を詳細に評価することである．

　ところが，通常用いられる MRI や超音波診断法では，一度の検査で限られた数の関節を観察することを前提としており，全身関節に罹患しうる RA の病変を網羅することは困難な場合が多いと推測される．全身関節撮像の必要性は，RA 病変が必ずしも症状をともなうわけではなく，大関節も含め，全身関節のどこに RA 関節炎が潜んでいるのか把握しにくい点にもあり，全身 MRI による評価が検査の感度や精度を向上させる可能性がある．

　本稿では全身 MRI の概要について述べ，これまでの報告をレビューし，今後の課題につき論述する．

■ 1. 全身 MRI の概要

最近提唱された関節領域の全身 MRI の定義によると，撮像範囲に肘以外のすべての末梢関節，胸壁，上肢，骨盤化，下肢の主要関節を含む必要がある[3]．しかしながら，撮影プロトコール作成上，病的所見の出現頻度などに応じて撮像関節を取捨選択して複数関節を標的とした MRI をも広義の全身関節 MRI に含めるという考え方も成り立つ．この場合，個々の関節の空間分解能（画像の細かさ）も関節のサイズに応じて任意に調整可能であり，合理性がある．

全身 MRI の問題点として，標的とする全身の解剖学的部位の画像が同時に撮像されるわけではなく，手，肩，膝，脊椎など各々の解剖学的部位を順次撮像することで複数の関節の画像を得るので，撮像順に応じて撮像時間のずれが生じる．したがって，全身を同時に撮像できないことは，経時的な関節の造影効果変化を考慮すると，造影後撮像において問題になり得る[4]．

RA 関節 MRI における標準的なシーケンスは脂肪抑制 T2 強調像（STIR 法）と造影前後の T1 強調像（造影後の T1 強調像は脂肪抑制下に撮影されることが多い）である．RA 診断における各シーケンスの特徴として，T1 強調画像は骨の形態の観察に優れるほか，骨髄病変の検索に使用可能である．T2 強調画像は滑膜や液体貯留を高信号に描出する．STIR 法は脂肪抑制法の一種であり，多くの病的状態を高信号に描出し，病変の拾い上げに非常に有用である．造影剤投与後の脂肪抑制併用 T1 強調画像は病変の拾い上げに有用であるだけではなく，滑膜炎と液体貯留の分離が可能である．これらの異なった撮像法をすべて選択すると，その分撮像時間が延びることになる．各撮像法の撮像時間は選択するシーケンスやパラメーターの設定により変化するが，これは通常の MRI 撮像と同様である．さらに撮像断面も水平断，冠状断，矢状断を撮像するのが理想的であるが，これも断面の増加が撮像時間延長に直結する．なお，正味の画像取得時間に加えて，患者入れ替え，コイル装着，全身の位置決め画像取得，造影剤投与などが付加されて合計の検査時間が計算される．

■ 2. これまでの報告

1）全身関節 MRI 論文①[5]

撮像装置は，シーメンス社製 1.5 テスラ装置で，撮像関節は環軸関節，肩関節，手・手指関節，股関節，膝関節，足・足趾関節の 6 部位を順次撮像している．検査時間は 30 分である．撮像シーケンスは造影後脂肪抑制 T1 強調画像のみである．撮像断面は環軸関節が水平断，その他（肩関節，手・手指関節，股関節，膝関節，足・足趾関節）は冠状断である．これらの部位における画質評価は概ね良好であった．

対象は MRI 検査が施行された未分化型関節炎患者 17 例で，全例 2 年以内に RA の診断（1987 年基準）が確定している．性別は男性 5 例，女性 12 例，年齢は 38〜77 歳（中央値 65 歳）であった．腫脹，疼痛関節の評価はリウマチ専門医が，MR 画像評価は放射線専門医がおこなったがこれらに一致がみられた（chi-square test, p＜0.0001）．60%（45/75）の手関節と 67%（12/18）の手以外の全身関節において腫脹がない関節に MRI で滑膜炎の所見があった．手と手以外の全身関節に相関があった（r＝0.5514 and p＝0.0218）．

2）全身関節 MRI 論文②[6]

全身関節 MRI 論文①で用いられた撮像法による生物学的製剤治療効果判定である．対象は 30 例，平均年齢は 57.1 歳，平均罹病期間は 3 年である．治療前と治療 1 年後に全身 MRI を撮像した．

DAS28 は 5.1 から 2.1 に改善した．全身滑膜炎スコアは 31.2 から 23.2 に全身骨髄浮腫スコアは 11 から 3 に減少した．全身骨侵食スコアは 7 例で改善，17 例で増悪した．ロジスティック解析にて，全身骨侵食スコアの増悪因子は全身滑膜炎スコア高値であった．手の所見と手以外の全身関節の所見の変化は滑膜炎では相関があったが，骨髄浮腫や骨侵食では相関がなかった．

3）全身関節 MRI 論文③[7]

撮像装置は，フィリップス社製 3 テスラ装置で，撮像は足部水平断，膝部冠状断，骨盤部（手も同時に撮像）冠状断，腰椎冠状断，胸椎と肩冠状断，頸椎と上位胸椎

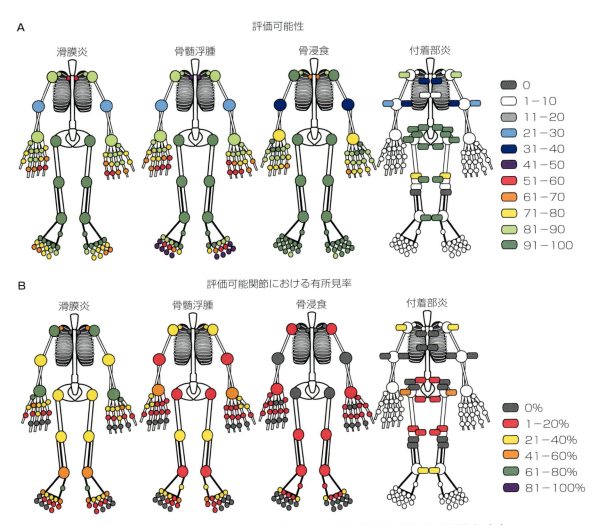

図❶ 滑膜炎，骨髄浮腫，骨侵食，付着部炎の評価可能性（A）と有所見率（B）

(Axelsen MB et al, 2014[7]より引用)

矢状断を同等の空間分解能で撮像，76の末梢関節，23の椎体椎間板，両側仙腸関節，30の付着部が評価された．検査時間は60分である．撮像シーケンスはSTIR法と造影前後のT1強調像でこれらの部位における画質評価は70％で概ね良好であった（最末端関節は除外）．対象は1関節以上に腫脹か腫瘍を有する関節リウマチ患者20例で，性別は男性5例，女性12例，年齢は21歳から76歳（中央値54歳）で，罹病期間は1〜20年（中央値6年）であった．滑膜炎の好発部位は手首，第1MTP，第1CM関節，肩関節であった（61〜67％）．骨髄浮腫は手首，CM，AC，GH関節に多かった（35〜45％）．骨侵食は手首，MTP，CM（16〜19％），付着部炎は16症例の51部位にあった．頸椎の骨髄浮腫は20％にあったが，胸腰椎では少なかった．観察者内一致率は部位に拠らず85〜100％と高かったが画像所見と臨床所見との一致率は低かった（図❶）．

4）全身関節MRI論文④[8]

全身関節MRI論文①で用いられた撮像法による生物学的製剤治療効果判定である．対象は37例，平均年齢は57.1歳，平均罹病期間は3年である．治療前と治療6週，16週，1年後に全身MRIを撮像した．

肘と足趾関節を除いて，末梢関節と躯幹部関節の画質は82〜100％で良好であった．付着部については，前胸壁，肘，膝，足底腱膜を除き，72〜100％で良好であった．観察者内一致率は骨髄浮腫，骨侵食，付着部炎で高

く，滑膜炎や軟部組織の炎症では低かった．治療により滑膜炎，骨髄浮腫，軟部組織の炎症部位数は減少した．治療効果に関する臨床的評価と画像評価は一致していた．

■ おわりに―今後の課題―

全身MRIの問題点は全身型高速コイルの発達をもってしても，依然として一検査あたりに要する時間が長いことがある（勿論，得られる情報量を考慮すれば長いとは言えない）．また，得られる情報量が多いため，思いがけない部位に異常所見が隠れている可能性があり，画像読影に特別な注意が必要になる．さらに，造影MRIの解釈にあたっては，滑膜と滑液の増強効果は造影剤投与後の時間に依存するので，このことを理解したうえでデータを扱う必要がある．

「全身MRIの出現によりリウマチ医は不要になるか」というテーマの論文によると，全身MRIの画像所見は単独で意義付けされてはならず，専門医の目を通して病的意義が決定されねばならないと記載されている[9]．これはMRI所見を「読みすぎ」ることにより，誤って滑膜炎，骨髄浮腫，骨侵食，付着部炎があると判断される場合があることを意味している．また，他のリウマチ性疾患や関節疾患との鑑別診断における有用性評価も今後の課題である．

これらの問題点を抱えつつも全身MRIがRAの臨床試験や臨床で有用と判断される余地はある．その有効利用には検査時間短縮や画像所見報告の効率化が鍵であるといえる．

■文　献

1) Brook A *et al*：Radiographic changes in early rheumatoid disease. *Ann Rheum Dis* **36**：71-73, 1977
2) Fuchs HA *et al*：Evidence of significant radiographic damage in rheumatoid arthritis within the first 2 years of disease. *J Rheumatol* **16**：585-591, 1989
3) Østergaard M *et al*：Whole-body magnetic resonance imaging in inflammatory arthritis：systematic literature review and first steps toward standardization and an OMERACT scoring system. *J Rheumatol* **44**：1706-1712, 2017
4) Yamato M *et al*：MRI of the knee in rheumatoid arthritis：Gd-DTPA perfusion dynamics. *J Comput Assist Tomogr* **17**：781-785, 1993
5) Kamishima T *et al*：Contrast-enhanced whole-body joint MRI in patients with unclassified arthritis who develop early rheumatoid arthritis within 2 years：feasibility study and correlation with MRI findings of the hands. *AJR Am J Roentgenol* **195**：W287-W292, 2010
6) Kono M *et al*：Effectiveness of whole-body magnetic resonance imaging for the efficacy of biologic anti-rheumatic drugs in patients with rheumatoid arthritis：A retrospective pilot study. *Mod Rheumatol* **27**：953-960, 2017
7) Axelsen MB *et al*：Whole-body MRI assessment of disease activity and structural damage in rheumatoid arthritis：first step towards an MRI joint count. *Rheumatology*（*Oxford*）**53**：845-853, 2014
8) Axelsen MB *et al*：Monitoring total-body inflammation and damage in joints and entheses：the first follow-up study of whole-body magnetic resonance imaging in rheumatoid arthritis. *Scand J Rheumatol* **46**：253-262, 2017
9) Schmidt WA：Imaging：whole-body MRI in RA：do we still need the rheumatologist? *Nat Rev Rheumatol* **10**：130-132, 2014

特集　リウマチ・膠原病の画像診断の進歩

生体イメージングで関節リウマチの病態を可視化する

菊田順一　　石井　優
KIKUTA Junichi, ISHII Masaru
大阪大学大学院医学系研究科免疫細胞生物学

Key Words ▶▶▶▶ ■生体イメージング　■二光子励起顕微鏡　■破骨細胞　■関節炎
■生物学的製剤

われわれは最近，二光子励起顕微鏡を駆使して，個体を"生きたまま"で観察することにより，生体骨・関節組織内における細胞動態を経時的に観察するライブイメージング系を確立した．本技術を用いて，骨・関節内での"生きた"破骨細胞による骨破壊過程を可視化することに成功し，破骨細胞による骨吸収制御メカニズムを解明するとともに，生体内において生物学的製剤が破骨細胞に及ぼす効果を明らかにした．本稿では，これらの研究成果について概説する．

はじめに

　関節リウマチ（RA）は，全身の関節に慢性炎症をきたす難治性の自己免疫疾患である．関節内の滑膜組織が増生し，進行性に軟骨と骨が破壊される．また，RA患者の多くは，炎症，加齢，閉経，ステロイド薬などさまざまな原因で骨粗鬆症を合併する．RAにおける骨破壊と骨粗鬆症における骨密度の低下は，いずれも破骨細胞の機能亢進が関与する病態である．そのため，RAを治療するうえで，破骨細胞の機能をいかに制御するかということが大変重要となる．

　これまでのRA研究のほとんどは，固定した骨・関節組織を切り出して顕微鏡で観察していた．この方法でも，骨が壊されている部位に多数の破骨細胞が集まっている様子は観察されたが，生きた破骨細胞の動きを観察することはできなかった．そのため，生体骨組織内で破骨細胞が実際にどのようにして硬い骨を壊しているのかにつ

いては明らかになっていなかった．細胞の挙動を見るためには，"生きた"組織のなかで"生きた"細胞を観察する必要がある．

　近年，低侵襲で深部組織の観察に適した二光子励起顕微鏡の登場により，個体を"生きたまま"で観察することで，in vivoでの免疫・炎症細胞の動態をリアルタイムで解析することが可能となってきた[1~3]．われわれ[4]はとくに，生体イメージング系を独自に改良することで，マウスが生きたままの状態で骨破壊が起きている骨・関節の表面部分を詳細に可視化する系を開発し，"生きた"破骨細胞による骨破壊過程をリアルタイムで観察することに成功した．

　本稿では，これらの研究成果について，実際の画像を紹介しながら概説する．

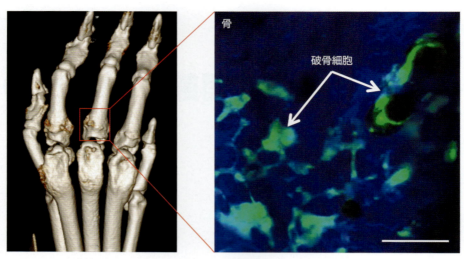

図❶ 関節の生体イメージングによる破骨細胞の動態解析
破骨細胞をGFPで標識したマウスにコラーゲン誘導関節炎を誘導し，関節炎誘導1ヵ月後に，関節内部を生体二光子励起顕微鏡で観察した．多数の破骨細胞（緑色）が形成され，骨破壊をおこなっている様子が分かる（右図）．青色は骨組織を示す．左図はCT画像．（スケールバー：50 μm）

1. 破骨細胞の可視化とRANKLによる骨吸収制御

　われわれは，生体内で破骨細胞がどのようにして硬い骨を壊しているのかを明らかにするために，生体イメージング技術を用いて，破骨細胞による骨破壊の現場の可視化に取り組んだ．まず，破骨細胞に特異的に発現するH$^+$ポンプの遺伝子座に，H$^+$ポンプとGFPの融合蛋白質を組み込んだ遺伝子改変マウス（a3-GFPマウス）を作製し，破骨細胞をGFPで蛍光標識した[5]．このマウスの骨組織内部を生体二光子励起顕微鏡で観察することにより，骨表面上での生きた破骨細胞の動態を可視化することに成功した．その結果，骨表面上には，動きの小さい骨吸収期の破骨細胞（Resorbing osteoclast：R型と命名）と，動きの大きい休止期の破骨細胞（Non-resorbing osteoclast：N型と命名）の少なくとも2種類が存在し，R型とN型を短い時間で遷移していることが明らかとなった[3]．

　さらにわれわれは，receptor activator of nuclear factor κ-B ligand（RANKL）の短期的効果を検討するため，a3-GFPマウスにRANKLを急速に静脈内投与して，骨組織内を生体多光子励起顕微鏡で観察した．その結果，RANKL投与直後より，成熟破骨細胞が休止期から骨吸収期へと速やかに変化していく様子が観察された．従来，RANKLは破骨細胞の分化誘導因子であることが知られていたが，今回われわれがおこなったイメージングの結果により，RANKLは破骨細胞の分化を誘導するだけでなく，成熟した破骨細胞にも作用し，骨吸収を促進する役割も担っていることが明らかとなった[3]．

2. 炎症関節内における破骨細胞の動態解析

　関節炎・関節破壊の現場を *in vivo* で可視化するべく技術開発をおこない，生きたままの状態のマウスの炎症関節内部を観察し，"生きた"関節内における"生きた"細胞動態をリアルタイムで可視化するライブイメージング系を確立した[6]．破骨細胞を特異的に蛍光標識したマウス（a3-GFPマウス）に関節炎（collagen-induced arthritis：CIA）を誘導した後，吸入麻酔下で管理しながら炎症関節内部を生体二光子励起顕微鏡で観察し，関節炎における生きた細胞の挙動を可視化した．その結果，健常なマウスでは関節内に破骨細胞がほとんど認められなかったのに対し，CIA誘導1ヵ月後のマウスでは，骨表面上にたくさんの破骨細胞が認められ，そのほとんどが

特集 | リウマチ・膠原病の画像診断の進歩

炎症性骨破壊群　　　　　　　　治療群

図❷　炎症性骨破壊における生物学的製剤の薬効評価
破骨細胞をGFPで標識したマウスに炎症性骨破壊を誘導した後，マウスの骨髄
腔を生体二光子励起顕微鏡で観察した．vehicle（PBS）投与した群では，骨表
面上にたくさんの骨吸収期の破骨細胞（R型：矢頭）が認められたのに対し
（A），抗IL-6受容体抗体投与群では，休止期の破骨細胞（N型：アステリス
ク）が増加していることが分かった（B）．青色は骨組織を示す．（スケール
バー：50 μm）

骨吸収期の細胞（R型）であることが明らかとなった（図
❶）．

　RAの病態形成には，破骨細胞，マクロファージ，T
細胞など多種多様な細胞が複雑に関与すると考えられ，
「どの細胞がいつどこで何を引き起こしているのか」とい
う時空間的な挙動を明らかにすることは，病態を理解す
るうえで大変重要である．今後，イメージング技術を用
いて，関節炎にかかわる多彩な炎症細胞の遊走動態を解
析し，関節リウマチのさらなる病態解明に役立てたいと
考えている．

■3．分子標的治療薬の薬効評価

　近年，生物学的製剤の登場により，従来の治療法では
疾患活動性をコントロールできなかったRA症例におい
ても，関節破壊の進行を強力に阻止し，病状を寛解に持
ち込むことが可能となった．現在，さまざまな生物学的
製剤がわが国のRA治療において臨床応用され，その骨
破壊抑制効果が示されているが，薬剤が生体組織内で実
際にどのような効果を示すのか，生体内における薬理作
用を細胞レベルで解析した報告は少ない．われわれは，

既存の生物学的製剤のなかで，炎症性サイトカインを標
的とした抗TNFα抗体や抗IL-6受容体抗体に注目し，
生物学的製剤が生体内において標的細胞に及ぼす効果や
薬効発現の機序を生体イメージングにより解析した．

　破骨細胞を特異的に蛍光標識したマウス（a3-GFPマ
ウス）に，LPSを骨膜下に投与し炎症性骨破壊を誘導し
た．また，LPS投与当日に，抗TNFα抗体，抗マウス
IL-6受容体抗体またはvehicle（PBS）を腹腔内投与し，
5日後にマウスの骨組織内を生体多光子励起顕微鏡で観
察した．その結果，vehicle投与群では，骨表面上にたく
さんの骨吸収期の破骨細胞が認められたのに対し（図❷
A），抗TNFα抗体投与群および抗IL-6受容体抗体投与
群では，休止期の破骨細胞が増加していることが分かっ
た（図❷B）．このことから，生体内において抗TNFα
抗体および抗IL-6受容体抗体が，炎症によって誘導され
た破骨細胞の骨吸収を抑制し得ることが明らかとなった．

　TNFαやIL-6は破骨細胞活性化において重要な役割
を担っており，TNFαやIL-6の機能を阻害する治療は，
RA患者の関節破壊の進展を強力に抑制することができ
ると考えられる．

■ おわりに

これまで，免疫染色による組織学的解析やフローサイトメトリーによる解析等をもとに，RA の発症・増悪にかかわる分子機構が数多く明らかになってきた．一方で，RA の病態形成には多種多様な免疫細胞が複雑に関与していると考えられ，各細胞の挙動，細胞同士の相互作用を理解することが大変重要である．二光子励起顕微鏡を駆使した生体イメージング技術は，生きた骨・関節組織内のさまざまな細胞の挙動をリアルタイムで観察することができるため，今後，RA の病態解明や新規治療薬の開発において強力な手段となり得ると考えられる．

■ 文　献

1) Ishii M *et al*：Sphingosine-1-phosphate mobilizes osteo-clast precursors and regulates bone homeostasis. *Nature* **458**：524-528, 2009

2) Ishii M *et al*：Chemorepulsion by blood S1P regulates osteoclast precursor mobilization and bone remodeling *in vivo. J Exp Med* **207**：2793-2798, 2010

3) Kikuta J *et al*：Sphingosine-1-phosphate-mediated osteoclast precursor monocyte migration is a critical point of control in antibone-resorptive action of active vitamin D. *Proc Natl Acad Sci USA* **110**：7009-7013, 2013.

4) Kikuta J *et al*：Dynamic visualization of RANKL and Th17-mediated osteoclast function. *J Clin Invest* **123**：866-873, 2013

5) Sun-Wada GH *et al*：Direct recruitment of H$^+$-ATPase from lysosomes for phagosomal acidification. *J Cell Sci* **122**：2504-2513, 2009

6) Kikuta J *et al*：Intravital multiphoton microscopy for dissecting cellular dynamics in arthritic inflammation and bone destruction. *Methods Mol Biol* **1142**：1-10, 2014

連載

骨代謝●骨免疫

第15回

骨細胞：骨代謝の司令塔

権藤理夢[1]　中島友紀[1,2]

[1] 東京医科歯科大学　大学院医歯学総合研究科　分子情報伝達学　[2] 日本医療研究開発機構　AMED-CREST

骨は破壊と形成が動的な恒常性を保ちながらつねに生まれ変わっている．この再構築は骨リモデリングとよばれ，強靭な生体支持組織を維持するとともに，全身性のミネラル代謝も制御している．骨細胞は骨基質に埋め込まれた骨構成細胞で大多数を占める細胞であり，神経細胞様の細胞突起によって骨細胞同士，そして骨表面の破骨細胞や骨芽細胞と密接にコンタクトしている．骨細胞は硬組織である骨に埋め込まれていることから，その機能については不明な点が多かった．しかし，近年，骨細胞の単離技術の構築やマウスジェネティクスの進歩により，骨代謝を制御する司令塔であることが明らかになりつつある．さらに，最近，骨細胞がさまざまな生体制御システムと連関していることが明らかになり，これまで運動器としてとらえられてきた骨が，多臓器と連関する内分泌器官であると考えられはじめている．

はじめに

骨リモデリングは，骨表面に存在する破骨細胞と骨芽細胞による連関したクロストークによって制御されており，破骨細胞が酸とプロテアーゼを分泌し古い骨組織を破壊することで開始され，骨芽細胞による骨基質蛋白質の分泌と石灰化によって骨が新生される．骨に埋め込まれた骨細胞は，骨表面のこれら細胞と密接にコンタクトしており，骨を構成する細胞間のクロストークが，外界からの力学的刺激やホルモンなど生理活性物質の感受・応答を可能とし，骨の恒常性を司っている．さらに，最近，骨細胞が生体のさまざまな制御システムと連関していることが明らかになりつつある[1]~[3]．

1. 骨細胞とは？

破骨細胞や骨芽細胞が骨表面上で機能する一方で，骨

Key Words

骨細胞，骨リモデリング，多臓器制御

細胞は骨のなかに埋め込まれた状態で存在する[1]~[3]．骨芽細胞が骨形成にともない自らが産生した骨基質に埋め込まれ，最終的には石灰化した骨組織の骨小腔に個別で存在する細胞が骨細胞である．骨細胞は骨構成細胞の90％以上の細胞数を占め，その寿命も数年単位といわれている．骨芽細胞がどのように骨細胞へと最終分化に至るのかいまだ不明な点が多いのが現状であるが，最近，この分化制御機構にマイクロRNAの関与も見出され，今後の研究領域の発展が期待される[4]．また，その最終的な運命についてもいまだ良くわかっておらず，骨深部で細胞変性や壊死に至る骨細胞も存在すれば，破骨細胞によって骨から掘り出された後，細胞死に至る場合や，骨芽細胞やlining cell（休止期骨芽細胞）へ脱分化するなど，諸説提唱されており，現時点において明確な回答は得られていない[2,3]．

2. 破骨細胞を制御する骨細胞

骨細胞が存在する骨を移植した場合，破骨細胞による骨吸収が起こり，それに引きつづき骨芽細胞による骨形成が観察できる．これに対して，凍結処理で骨細胞を死

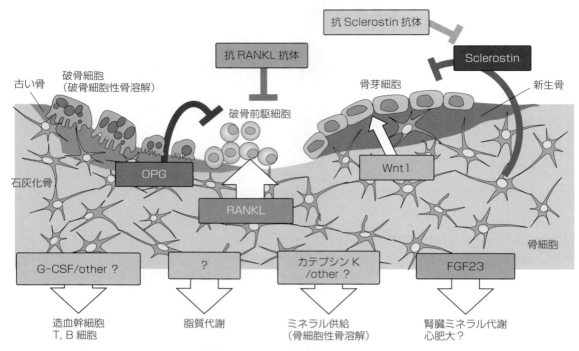

図❶ 骨細胞による骨リモデリング制御と多彩な全身性の生体制御
骨細胞は，破骨細胞や骨芽細胞を制御しているだけでなく，多臓器に直接または間接的に作用することで，生命システムに深く関与している．

滅させた骨を移植した場合，骨吸収は起こらない[1]．骨芽細胞特異的な細胞死を誘導した場合，骨形成は低下するが破骨細胞の形成や機能に影響がないこと，骨の破骨細胞分化因子（receptor activator of NF-κB ligand：RANKL）の発現に変化がないことも見出されている[1]．一方，骨細胞特異的なβ-catenin欠損マウスでは，RANKLに直接結合しその活性を抑制する破骨細胞抑制因子OPG産生が抑制され破骨細胞分化が促進された結果，顕著な骨量の低下がみられる[2,3]．これらの結果は，骨細胞が破骨細胞を制御し骨リモデリングに関与する証拠として重要な知見である（図❶）．

以前，われわれは新規骨細胞単離法を構築し，骨細胞のRANKL発現が骨芽細胞のそれをはるかに凌ぐこと，そして，骨細胞による破骨細胞分化支持能が，骨芽細胞や骨髄ストローマ細胞にくらべ優れていることを見出した．さらに骨細胞特異的なRANKL欠損マウスでは，グローバルRANKL欠損マウスに観察される歯芽萌出や成長の不全など外見上の影響が見られないが，成長にともない骨髄腔は骨で充たされていき重篤な大理石骨病を呈する[5,6]．また，軟骨細胞や骨芽細胞でRANKLを特異的に破壊したマウスでは，生後から重篤な大理石骨病を発

症することが報告されている[7]．これらの結果をあわせると，四肢骨の発生期から成長期における内軟骨性骨化に寄与する破骨細胞分化に必要なRANKLのおもな供給源は軟骨細胞や骨芽細胞が担い，成体においては骨細胞がRANKLを発現し破骨細胞を分化させる司令細胞として，骨リモデリングの開始を司っていると結論づけられる（図❶）．

3. 骨芽細胞を制御する骨細胞

骨形成の異常亢進による高骨密度を病態とする遺伝性疾患，硬結性骨化症（sclerosteosis：OMIM269500, van Buchem disease：OMIM239100）の病因として，骨細胞から特異的に分泌される因子SclerostinをコードするSOST遺伝子の機能消失型変異であることがつきとめられている[8]．Sclerostin欠損マウスでも同様に著明な骨形成亢進による骨量の増加が観察されている[9]．Sclerostinの骨形成抑制機序は，骨形成を促進する役割を担う古典的Wnt経路の遮断にある（図❶）．Sclerostinは，Wnt受容体の共受容体であるLRP5/6に結合し，そのシグナル伝達を阻害しており，その発現は力学的な環境変化に

よって制御されている[8]．ヒトの身体活動の違いがSclerostin の血清レベルを変化させることが見出されている[10]．計画的な運動によってその発現が抑制されることや[11]，脳卒中にともなう不動性骨粗鬆症の閉経後女性患者では，一般的な閉経後女性にくらべ血清 Sclerostin のレベルが高く，その濃度と骨形成マーカーに負の相関があることが見出されている[12]．このような背景から，Sclerostin の機能阻害が，骨形成を促進する新たな治療戦略として注目され，抗 Sclerostin 抗体による卵巣摘出ラットやカニクイザルでの顕著な骨量の増加が見出されており，閉経後女性を対象とした臨床試験においても良好な結果が得られている[9][13]．また，Wnt1 が骨形成不全症に関与していることが見出されており，骨細胞特異的な Wnt1 欠損マウスでは，抗 Sclerostin 抗体の投与で骨量の改善と骨折率の低下させることも新たに見出されており，新たな治療戦略として期待されている[14]（図❶）．

4. カルシウム代謝を制御する骨細胞

生体へのミネラル供給は，破骨細胞の骨吸収によって制御されていると考えられているが，1960 年代に骨細胞も骨を溶解しミネラルを生体に供給している可能性が提唱されている（Osteocytic osteolysis：骨細胞性骨溶解）[15]．この仮説の提唱基盤として，破骨細胞による骨吸収だけでは生体が必要とするミネラル量の補充に不十分であることなどがあげられる[15]．実際，大量のカルシウムなどのミネラルを必要とする妊娠・授乳期では，骨細胞周辺の骨溶解が進行する．この骨細胞性骨溶解は，閉経など性ホルモン欠失状態や微小重力環境，さらには冬眠する生物でも観察されており，骨細胞が骨のミネラリゼーションを直接制御していることが示唆されている．

授乳期マウスの骨解析から，骨小腔サイズの拡大と骨密度低下，そして，破骨細胞特異的な遺伝子と考えられている TRAP，カテプシン K などの発現上昇が見出されている[16]．また，授乳に伴い上昇する分子である PTH 関連蛋白質（PTHrP）の投与によっても，骨細胞が TRAP を発現することが確認され，骨細胞特異的な PTHR1 欠損マウスでは，授乳にともなう骨密度低下の部分的な回復と TRAP 陽性骨細胞の減少が見出されている．しか

し，授乳期の骨細胞が発現する TRAP やカテプシン K などの分子が，実際に骨溶解に直接寄与しているかどうかは，骨細胞特異的なこれら遺伝子の欠損マウスによって実証される必要がある（図❶）．また，破骨細胞性骨吸収の関与についても，考慮すべき大きな課題であり，興味深いことに，破骨細胞の存在しない RANKL 欠損マウスにおいても，骨細胞の骨細管周囲が低骨量になることが，最新のサイクロトロン X 線解析で見出されている[17]．また，形態・病理学的アプローチから発展した蛍光三次元イメージングによる骨細胞ネットワークの定量化も可能になり[18]，さらに，最新の 2 光子顕微鏡を活用した in vivo 骨細胞イメージング解析も確立され，骨細胞性骨溶解の一端も解明されつつある[19]．これら最先端技術の導入は，近い将来，骨リモデリングをはじめ，骨を構成する細胞間クロストークを，実際に観察できる時代の到来を予感させるものであり，更なる骨細胞研究の飛躍に期待がかかる．

5. 多臓器を全身性に制御する骨細胞

骨は，これまで身体を支える運動器の一部としてとらえられてきたが，最近，他の生体システムを能動的に制御することが明らかになってきた．これは，骨による多臓器制御システム（オステオネットワーク）として注目を集めている．その先駆けとなるのが，骨細胞が産生する分子線維芽細胞増殖因子（fibroblast growth factor：FGF）23 の発見にある[20]．FGF23 は，骨から腎臓や副甲状腺に遠隔的に作用し，全身性のリン代謝を制御する因子であり，骨石灰化障害をきたすさまざまな遺伝子性骨軟化症において，その異常な上昇が見出されている．そして，この中和抗体が骨軟化症患者の血清リン濃度を制御できることも，最近明らかにされている[21]．さらに，最近，FGF23 が直接心臓に作用し心肥大に関連することも見出されている．この心筋への直接作用は，腎臓や副甲状腺における FGF シグナルの共受容体 Klotho に非依存的であり，FGF 受容体を標的とした阻害薬によって心肥大抑制に有効性が見出されている[22]．

また，免疫，造血系の根幹である造血幹細胞は，骨・骨髄の骨芽細胞や骨髄ストローマ細胞，血管，神経系細胞

など，多彩な細胞が形成する造血幹細胞ニッシェにより，制御されていることが生体レベルで明らかにされている[23]．そして，骨髄移植治療で造血幹細胞を動員するサイトカインとして汎用されているG-CSFは，骨細胞を介してその作用を発揮していることが見出された[24]．さらに興味深いことに，骨細胞特異的な細胞死を誘導した場合，血液中のT，B細胞の減少が見出されており，この原因として骨髄や胸腺のストローマ細胞の消失が関与すると考えられている．また，骨細胞が消失したマウスでは脂肪の減少が見出され，骨細胞が免疫系や脂質代謝に深くかかわっていることが生体レベルで明らかにされている[25]（図❶）．

おわりに

近年，骨細胞を標的としたマウスジェネティクスの解析によって，研究領域は大きく発展してきた．そして，骨細胞が破骨細胞や骨芽細胞とのクロストークにより骨代謝を司るだけでなく，多臓器にわたる全身性の制御システムにおいても重要な役割を担うことが明らかになってきた．更なる骨細胞の機能解明とその理解は，フロンティア研究領域の足掛かりとして大きな期待がかかる．

文　献

1) Nakashima T *et al*：New insights into osteoclastogenic signaling mechanisms. *Trends Endocrinol Metab* **23**：582-590, 2012

2) Plotkin LI *et al*：Osteocytic signalling pathways as therapeutic targets for bone fragility. *Nat Rev Endocrinol* **12**：593-605, 2016

3) Dallas SL *et al*：The osteocyte：an endocrine cell… and more. *Endocr Rev* **34**：658-690, 2013

4) Zeng HC *et al*：MicroRNA miR-23a cluster promotes osteocyte differentiation by regulating TGF-β signalling in osteoblasts. *Nat Commun* **8**：15000, 2017

5) Nakashima T *et al*：Evidence for osteocyte regulation of bone homeostasis through RANKL expression. *Nat Med* **17**：1231-1234, 2011

6) Xiong J *et al*：Osteocytes, not osteoblasts or lining cells, are the main source of the RANKL required for osteoclast formation in remodeling bone. *PLoS One* **10**：e0138189, 2015

7) Xiong J *et al*：Matrix-embedded cells control osteoclast formation. *Nat Med* **17**：1235-1241, 2011

8) Moester MJ *et al*：Sclerostin：current knowledge and future perspectives. *Calcif Tissue Int* **87**：99-107, 2010

9) Ke HZ *et al*：Sclerostin and Dickkopf-1 as therapeutic targets in bone diseases. *Endocr Rev* **33**：747-783, 2012

10) Amrein K *et al*：Sclerostin and its association with physical activity, age, gender, body composition, and bone mineral content in healthy adults. *J Clin Endocrinol Metab* **97**：148-154, 2012

11) Armamento-Villareal R *et al*：Weight loss in obese older adults increases serum sclerostin and impairs hip geometry but both are prevented by exercise training. *J Bone Miner Res* **27**：1215-1221, 2012

12) Gaudio A *et al*：Increased sclerostin serum levels associated with bone formation and resorption markers in patients with immobilization-induced bone loss. *J Clin Endocrinol Metab* **95**：2248-2253, 2010

13) Cosman F *et al*：Romosozumab treatment in postmenopausal women with osteoporosis. *N Engl J Med* **375**：1532-1543, 2016

14) Joeng KS *et al*：Osteocyte-specific WNT1 regulates osteoblast function during bone homeostasis. *J Clin Invest* **127**：2678-2688, 2017

15) Teti A *et al*：Do osteocytes contribute to bone mineral homeostasis? Osteocytic osteolysis revisited. *Bone* **44**：11-16, 2009

16) Qing H *et al*：Demonstration of osteocytic perilacunar/canalicular remodeling in mice during lactation. *J Bone Miner Res* **27**：1018-1029, 2012

17) Nango N *et al*：Osteocyte-directed bone demineralization along canaliculi. *Bone* **84**：279-288, 2016

18) Himeno-Ando A *et al*：Structural differences in the osteocyte network between the calvaria and long bone revealed by three-dimensional fluorescence morphometry, possibly reflecting distinct mechano-adaptations and sensitivities. *Biochem Biophys Res Commun* **417**：765-770, 2012

19) Sano H *et al*：Intravital bone imaging by two-photon excitation microscopy to identify osteocytic osteolysis in vivo. *Bone* **74C**：134-139, 2015

20) DiGirolamo DJ *et al*：The skeleton as an endocrine organ. *Nat Rev Rheumatol* **8**：674-683, 2012

21) Carpenter TO *et al*：Randomized trial of the anti-FGF23 antibody KRN23 in X-linked hypophosphatemia. *J Clin Invest* **124**：1587-1597, 2014

22) Faul C *et al*：FGF23 induces left ventricular hypertrophy. *J Clin Invest* **121**：4393-4408, 2011

23) Takayanagi H：New developments in osteoimmunology. *Nat Rev Rheumatol* **8**：684-689, 2012

24) Asada N *et al*：Matrix-embedded osteocytes regulate mobilization of hematopoietic stem/progenitor cells. *Cell Stem Cell* **12**：737-747, 2013

25) Sato M *et al*：Osteocytes regulate primary lymphoid organs and fat metabolism. *Cell Metab* **18**：749-758, 2013

連載 疾患からみた細胞表面機能分子　第15回

STEAP4 と関節リウマチ

江辺広志　松本　功　住田孝之

筑波大学医学医療系内科（膠原病・リウマチ・アレルギー）

Six transmembrane epithelial antigen of prostate 4 (STEAP4) は関節リウマチ（RA）の CD14 陽性単球で発現量が増加しており，そのマウスホモログである TNFα-induced adipose-related protein（TIARP）は関節炎モデルマウスの滑膜，単球，好中球で高発現している．STEAP4 の過剰発現細胞株や TIARP 欠損マウスを用いた解析で，細胞内シグナル伝達物質を介した炎症性サイトカイン産生の抑制やケモカインを介した炎症局所への遊走抑制などの機能的意義も近年明らかになってきた．RA における STEAP4 の病因的意義について述べる．

はじめに

　関節リウマチ（rheumatoid arthritis：RA）において，炎症性サイトカイン（TNFα，IL-6）の作用を抑止する分子標的治療薬の臨床効果は，RA 治療や病態への理解を大きく進歩させた．RA における単球・マクロファージは，上記サイトカインを産生し炎症の慢性化に関与し，破骨細胞へ分化することによる骨破壊に関与すると考えられている．また，滑膜細胞は関節炎局所でのサイトカイン産生や RANKL 発現を介して破骨細胞の分化を促す．好中球は関節局所でプロスタグランジンやプロテアーゼ産生を介して，炎症や軟骨破壊にかかわる[1]．しかしながら，これらのサイトカインの細胞内下流シグナルの挙動や，好中球の炎症局所への遊走の機序についてはいまだ不明点が多い．本稿では，筆者らが注目している関節炎抑制分子である STEAP4 とそのマウスホモログである TNFα-induced adipose-related protein（TIARP）の RA における病因的意義を概説する．

Key Words

単球・マクロファージ，滑膜，好中球，炎症性サイトカイン，ケモカイン

1. STEAP4 の構造と局在，変異体

　STEAP4 は前立腺癌に高発現する 6 回膜貫通型の膜蛋白として同定された[2]．生体内では心外膜，滑膜，胎盤，脂肪組織，肺，心臓，肝臓，前立腺組織に高発現しており，その細胞内局在は細胞表面の形質膜上のみならず，エンドソームやゴルジ装置，小胞体上にも存在する[3]．フランスのグループの検討で，1～4 の各 STEAP ファミリーの発現に関して遺伝子発現解析を詳細におこない，STEAP4 が STEAP ファミリーのなかで滑膜細胞に強く認められること，また他のファミリー分子と異なり，癌細胞での発現が強くないなど，STEAP4 のみが独特な発現パターンをしていることが示されている[3]．

　またわれわれの過去の検討では RA 患者の単球，好中球で STEAP4 が高発現しており，リンパ球では発現が乏しかった[4][5]．また STEAP4 は 5 つのエクソンから翻訳されるタンパクであるが，近年，エクソン 3 欠損変異体（v-STEAP4）がブタ肺組織に高発現しており，ヒト肝細胞の細胞株である HepG2 にも同様の変異体が存在し，STEAP4 とともに LPS によってその発現が増加したことが報告されている[6]．

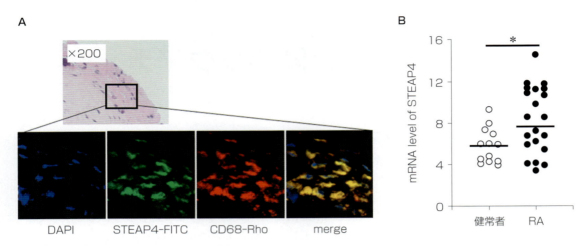

図❶ RA患者におけるSTEAP4局在解析
（A）RA患者のCD68陽性滑膜細胞でSTEAP4が発現していた．
（B）RA患者のCD14陽性末梢血単球でSTEAP4の発現が有意に上昇していた．
(Takai C et al, 2015[5], Inoue A et al, 2016[8] より改変引用)

2. TIARP（STEAP4のマウスホモログ）

われわれはSTEAP4のマウスホモログであるTIARPの欠損マウス（C57BL/6系統）を独自に作成し，著明な骨破壊をともなう関節炎を1年で80％のマウスに自然発症することを見出した[7]．末梢でのマクロファージ分画の増加と年齢とともに血清中のIL-6の増加が認められた[7]．この欠損マウスではコラーゲン誘導関節炎とK/BxN血清移入関節炎が増悪し，関節局所には好中球とマクロファージを主体とした炎症細胞浸潤を認めた[7,8]．コラーゲン誘導関節炎ではIL-6阻害薬により改善したが，TNF阻害薬は無効だった[7]．これらのことより，TIARPはおもにIL-6産生を制御する関節炎の抑制性の因子であると考えられる．

3. STEAP4（TIARP）の各細胞における役割

1）滑膜

われわれの検討により，STEAP4はRA患者滑膜，特にCD68陽性滑膜細胞に強発現することを見出した[7]（図❶A）．滑膜細胞はTNFα，IL-6などのさまざまな炎症性サイトカイン産生やIL-8などのケモカインを産生し，これが好中球の遊走や血管新生を促し，各種プロテアーゼなどを産生することにより軟骨・骨を破壊すると考えられている[1]．

われわれは滑膜細胞におけるSTEAP4の機能を明らかにするために，RA患者滑膜由来細胞株であるMH7AへのSTEAP4遺伝子誘導およびノックダウンをおこなった．STEAP4過剰発現MH7A細胞は，コントロールと比較して細胞増殖が抑制され，アポトーシス細胞の有意な増加を認めた[9]．さらに，TNFα刺激によるIL-6およびIL-8産生抑制も認められた．またSTEAP4をノックダウンさせた滑膜細胞を用いて同様の解析をおこなったところ，IL-6の有意な産生増加を認めたことから，RA患者滑膜細胞においてSTEAP4はIL-6，IL-8産生抑制および細胞増殖を抑制することにより，関節炎を負に制御する分子である可能性が示唆されている[9]．

TIARP欠損マウスの滑膜細胞ではTNFα刺激にともなうCXCL2とIL-6の産生が増加していた[8]．

2）好中球

末梢血好中球でSTEAP4の発現を認め，7例のRA患者の末梢血好中球数とSTEAP4の発現には有意な正相関を認めた[4]．

all-trans retinoic acidによって好中球様に分化させたHL60にSTEAP4を過剰発現させたところ，RA患者の滑液に対する遊走能が有意に低下した[4]．

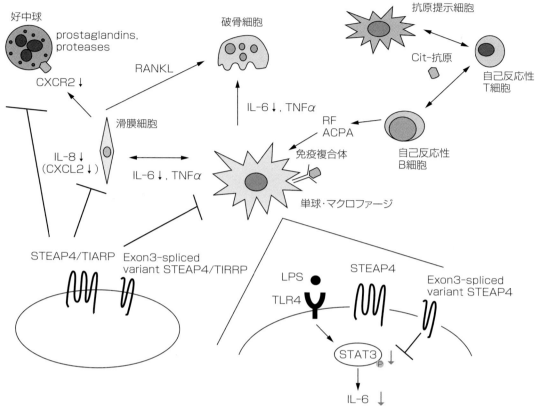

図❷ STEAP4の関節リウマチにおける役割
RANKL：receptor activator of NF-κB ligand, Cit-抗原：シトルリン化抗原, ACPA：anti-cyclic citrullinated peptide antibody, RF：rheumatoid factor

TIARP欠損マウスを用いた in vivo の解析では，K/BxN血清移入関節炎を起こすとTIARP欠損マウスで関節局所への好中球浸潤が有意に増加し，抗好中球抗体によってその関節腫脹は予防された．TIARP欠損マウスでは好中球でCXCR2の発現と，滑膜細胞のCXCL2の産生能が増加しており，CXCL2が存在する滑液に好中球が遊走することで関節炎局所への好中球浸潤が増加していると考えられた[8]．

3）単球・マクロファージ

RA患者末梢血CD14陽性単球では，STEAP4は有意に発現が増強し（**図❶B**），ヒト単球をTNFαで刺激した場合，IL-6，STEAP4の順番でRNA発現が上昇すること，また生物学的製剤への反応性ではSTEAP4はIL-6阻害薬であるトシリズマブで有意に発現低下するが，アバタセプトでは変化が認められないことが判明している[5]．またCD14陽性単球でfull length STEAP4（STEAP4）のほかに，STEAP4のエクソン3欠損変異体（v-STEAP4）がRA患者で健常者にくらべ高発現しており，トシリズマブ治療後にv-STEAP4の発現はSTEAP4とともに有意に低下していた（投稿中）．

われわれはヒト単球におけるSTEAP4の機能を解析するために，単球系細胞株であるTHP-1にSTEAP4およびv-STEAP4を遺伝子導入し，過剰発現細胞を作成した．過剰発現細胞での検討で，v-STEAP4はSTEAP4と比較し，LPS刺激下のSTAT3のリン酸化抑制を介してIL-6産生を著明に抑制しており，一方でIκBαのdegradationの遷延とNFκBのリン酸化の増強を介してTNFα産生を増強していた（投稿中）．TIARP欠損マウスの腹腔内誘導マクロファージでの検討では，TNFα刺激下のIκBαのdegradationの遷延とIL-6刺激下のSTAT3のリン酸化の増強が見られた[7]．

ヒトとマウスでSTEAP4とTIARPはともにSTAT3に対しては抑制的に働いていた. *in vivo*の検討でTIARP欠損マウスの関節炎にIL-6阻害薬がTNFα阻害薬と違い有効であったことから, STEAP4の特にそのスプライス変異体が単球・マクロファージにおいてSTAT3のリン酸化抑制を介してIL-6産生を抑制し, RAの制御にかかわっている可能性が示唆される(図❷).

おわりに

関節炎病態において, STEAP4(TIARP)は炎症に伴いその発現が上昇しており, 機能的には滑膜細胞のサイトカイン, ケモカイン産生と好中球のケモカイン受容体の発現を抑制し, 特に単球においてはそのスプライス変異体が細胞内シグナルを介して炎症性サイトカイン産生を制御していると考えられる(図❷). この分子の発現やスプライシングの制御メカニズムを明らかにすることで, 既存のサイトカインターゲットの生物学的製剤の治療反応性の予後予測やRA病態により特異的な新規治療の開発が進むことを期待している.

文 献

1) McInnes IB *et al*:The pathogenesis of rheumatoid arthritis. *N Engl J Med* **365**:2205-2219, 2011
2) Hubert RS *et al*:STEAP:a prostate-specific cell-surface antigen highly expressed in human prostate tumors. *Proc Natl Acad Sci U S A* **96**:14523-14528, 1999
3) Grunewald TGP *et al*:The STEAP protein family:Versatile oxidoreductases and targets for cancer immunotherapy with overlapping and distinct cellular functions. *Biol Cell* **104**:641-657, 2012
4) Tanaka Y *et al*:Six-transmembrane epithelial antigen of prostate 4 (STEAP4) is expressed on monocytes/neutrophils, and is regulated by TNF antagonist in patients with rheumatoid arthritis. *Clin Exp Rheumatol* **30**:99-102, 2012
5) Takai C *et al*:Specific overexpression of tumour necrosis factor-α-induced protein (TNFAIP) 9 in CD14+ CD16− monocytes in patients with rheumatoid arthritis:comparative analysis with TNFAIP3. *Clin Exp Immunol* **180**:458-466, 2015.
6) Wang SB *et al*:Functional analysis and transcriptional regulation of porcine six transmembrane epithelial antigen of prostate 4 (STEAP4) gene and its novel variant in hepatocytes. *Int J Biochem Cell Biol* **45**:612-620, 2013
7) Inoue A *et al*:Murine tumor necrosis factor α-induced adipose-related protein (tumor necrosis factor α-induced protein 9) deficiency leads to arthritis via interleukin-6 overproduction with enhanced NF-κB, STAT-3 signaling, and dysregulated apoptosis of macrophages. *Arthritis Rheum* **64**:3877-3885, 2012
8) Inoue A *et al*:TIARP attenuates autoantibody-mediated arthritis via the suppression of neutrophil migration by reducing CXCL2/CXCR2 and IL-6 expression. *Sci Rep* **6**:38684, 2016
9) Tanaka Y *et al*:Six-transmembrane epithelial antigen of prostate4(STEAP4)is a tumor necrosis factor alpha-induced protein that regulates IL-6, IL-8, and cell proliferation in synovium from patients with rheumatoid arthritis. *Mod Rheumatol* **22**:128-136, 2012

連 載 リウマチ性疾患の難治性病態の治療　第12回

シェーグレン症候群にともなう神経障害

木村暁夫

岐阜大学大学院医学系研究科神経内科・老年学分野

シェーグレン症候群にともなう神経障害に関しては，末梢神経障害と中枢神経障害がある．末梢神経障害に関しては，感覚性ニューロパチー，多発性単ニューロパチー，脳神経障害，自律神経性ニューロパチー，多発根ニューロパチーなどの病型が存在し，病態機序に脊髄後根神経節細胞障害もしくは血管炎の存在が示唆されている．一方，中枢神経障害に関しても，末梢神経障害同様，多彩な病型・症状が報告されている．そのなかにはシェーグレン症候群との関連性が明確でないものもあるが，視神経脊髄炎はシェーグレン症候群を合併することが度々あり，シェーグレン症候群の患者が視神経炎，脳幹脳炎，脊髄炎などを呈した場合には，同疾患を念頭に置く必要がある．

はじめに

　シェーグレン症候群は，唾液腺や涙腺などへのリンパ球の浸潤による障害により乾燥症状をきたす疾患であるが，全身の諸臓器にもリンパ球浸潤や自己抗体産生を介する障害を合併することがある．神経系においても，末梢神経および中枢神経ともに障害を受けることが知られており，それらはESSDAI（EULAR Sjögren's Syndrome Disease Activity Index）による重症度分類[1]のなかの各領域の項目として含まれている．本稿では，シェーグレン症候群にともなう末梢神経障害と中枢神経障害に関して，おもな病型と臨床的な特徴を解説する．

　末梢神経障害および中枢神経障害ともに多彩な病型・症状が報告されている（**表❶**）[2)~4)]．一方，これらの病型は必ずしも独立したものではなく，複数の病型がオーバーラップしてみられることもある．乾燥症状が明らか

でなく，神経障害で発症する場合も多い．神経障害の頻度に関しては，報告によりさまざまであり，末梢神経障害に関しては，臨床的には原発性シェーグレン症候群患者62名中の17名（27%）に，電気生理学的には34名（55%）に存在したとする報告がある[4)]．一方，中枢神経障害に関しては，原発性シェーグレン症候群患者424名のなかの25名（5.8%）に認めたとする報告がある[5)]．ちなみにシェーグレン症候群の神経障害に特異的な自己抗体は同定されていない．

1. 末梢神経障害

1）感覚性ニューロパチー

　感覚障害が主体であり，筋力低下や筋萎縮はみられない．感覚障害に関しては，感覚失調性ニューロパチーでは，深部感覚が障害されることによって引き起こされる四肢・体幹失調が主体であり，有痛性ニューロパチーでは，四肢遠位のジンジンとした異常感覚が主体となる．ともに瞳孔異常や発汗障害などの自律神経障害を合併することがある．病態に関しては，後根神経節への炎症細胞浸潤および細胞脱落で感覚性ニューロパチーが引き起

Key Words

シェーグレン症候群，末梢神経障害，中枢神経障害，感覚性ニューロパチー，視神経脊髄炎

表❶ シェーグレン症候群に合併する神経障害のおもな病型・症状

末梢神経障害	中枢神経障害
1. 感覚性ニューロパチー	1. 局所病変
①感覚失調性ニューロパチー	①運動かつ/もしくは感覚障害
②感覚失調を伴わない有痛性ニューロパチー	②失語/嚥下障害
2. 多発性単ニューロパチー	③痙攣発作
3. 脳神経障害	④脳幹症状
①三叉神経障害	⑤小脳症状
②多発性脳神経障害	2. びまん性病変
4. 自律神経性ニューロパチー	①急性・亜急性脳症
5. 多発根ニューロパチー	②無菌性髄膜炎
	③認知機能障害/認知症
	④精神症状
	3. 脊髄病変
	①横断性脊髄炎
	②慢性進行性脊髄炎
	③神経因性膀胱
	④下位運動ニューロン疾患
	⑤脊髄半側症候群
	4. その他
	①視神経炎
	②多発性硬化症様症状

（Mori K *et al*, 2005[2]，Massara A *et al*, 2010[5]より改変引用）

こされる可能性が示唆されている．腓腹神経生検の所見は，感覚失調性ニューロパチーでは大径有髄線維の脱落が，感覚失調をともなわない有痛性ニューロパチーでは小径有髄線維の脱落がみられ，ともに軸索再生像をともなわないことが特徴とされている[2]．両者ともに病態機序に後根神経節細胞障害が示唆されており，前者ではおもに大型の神経細胞が，後者では小型の神経細胞が障害を受ける可能性が想定されている．感覚失調性ニューロパチーをきたす疾患の鑑別として，シェーグレン症候群と同様，後根神経節細胞障害をきたす傍腫瘍性感覚性ニューロパチーが重要である．

2）多発性単ニューロパチー

末梢神経支配領域に一致した，非対称性の運動・感覚障害を認める．感覚障害は表在覚および深部覚ともに障害され，びりびりとした痛みをともなうことが多い．血管炎性ニューロパチーが病態機序として示唆されている．腓腹神経生検では，大径・小径有髄線維ともに線維密度は低下し，軸索変性像が高率に認められる．時に血管周囲への細胞浸潤とフィブリノイド変性を特徴とする壊死性血管炎の所見を認める[2]．鑑別として結節性多発性動脈炎や，アレルギー性肉芽腫性血管炎などの多発性単

ニューロパチーをきたす疾患があげられる．

3）脳神経障害

脳神経のなかで，最も障害を受けやすい神経として三叉神経が知られている．三叉神経障害は，1枝のみの場合もあれば2枝以上の領域や両側性の場合もある．三叉神経節における障害が病態機序として示唆されている[2]．三叉神経以外にも動眼神経，外転神経，顔面神経，舌咽神経，迷走神経，舌下神経障害を合併することもあり，時にこれら神経障害がさまざまに組み合わさることもある．鑑別として，髄膜癌腫症にともなう多発脳神経障害などがあげられる．

4）自律神経性ニューロパチー

瞳孔異常，発汗障害，下痢，起立性低血圧などの自律神経障害を認める．末梢での交感神経障害と考えられている．近年一部の症例において抗自律神経節アセチルコリン受容体（gAChR）抗体が陽性となり，免疫療法による改善効果が指摘されている．

5）多発根ニューロパチー

慢性経過の運動・感覚障害を認める．神経根もしくは

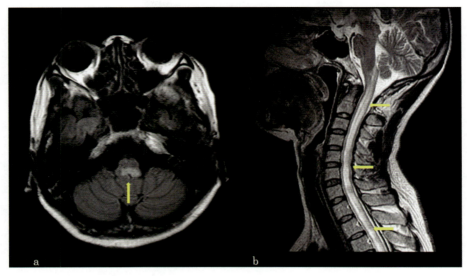

図❶　視神経脊髄炎（NMOSD）患者のMRI画像
　a）頭部MRI FLAIR画像
　　矢印：延髄最後野に高信号病変を認める．
　b）頸髄MRI T2強調画像
　　矢印：延髄から頸髄全長にわたる長大な高信号病変を認める．

より近位の神経幹における炎症性病態である可能性が示唆されている．腓腹神経生検病理では軽度から中等度の脱髄性変化をともなった有髄神経線維の脱落がみられる[2]．

2. 末梢神経障害の治療

現在，確立された治療法はないが，副腎皮質ステロイド，大量免疫グロブリン静注療法（intravenous immunoglobulin：IVIg）が主体となる．有効性に関しては，前者が33％，後者が41％と報告されている[4]．病型によりそれぞれの有効性が異なり，副腎皮質ステロイドは多発性単ニューロパチーや多発性脳神経障害の症例に対し，IVIgは感覚性ニューロパチー，多発根ニューロパチーに対し治療反応性が期待できると報告されている[2]．一方，慢性経過例では効果は乏しく，難治例では，免疫抑制薬[6]，血液浄化療法[7]，リツキシマブ[8]が有効であったとする症例報告はあるが，多数例での検討が必要である．

3. 中枢神経障害

末梢神経障害と比較し，シェーグレン症候群にともなう中枢神経障害に関しては，十分に解明されていない点が多い．表❶にあげたそれぞれの病型[5]に関しては，シェーグレン症候群との関連性が明確でないものもある．しかし，病態機序にシェーグレン症候群と共通する免疫学的異常が，存在する可能性が示唆される．中枢神経障害合併シェーグレン症候群と非合併シェーグレン症候群患者の臨床所見を比較した報告では，中枢神経障害合併患者では，有意に肺病変の合併と補体成分であるC4の低下がみられ，反対に関節症状の合併は中枢神経障害合併患者では少ないと報告されている[5]．

1）視神経脊髄炎関連疾患（neuromyelitis optica spectrum disorder：NMOSD）

視神経炎と脊髄炎をきたす代表的な自己免疫性神経疾患である．以前は，Devic病とよばれ，中枢神経脱髄性疾患である多発性硬化症のなかの視神経脊髄型多発性硬化症との異同が問題とされてきた．2004年に欧米の視神経脊髄炎（neuromyelitis optica：NMO）と日本人の視神経脊髄型多発性硬化症患者の血清中に特異的な抗体「NMO-IgG」が発見され[9]，翌2005年にNMO-IgGの対応抗原がアストログリアの足突起に発現する細胞膜水チャンネルであるアクアポリン4（aquaporin 4：AQP4）

表❷　視神経脊髄炎（NMOSD）の診断基準

抗 AQP4 抗体陽性 NMOSD 診断基準
1．血清抗 AQP4 抗体陽性である
2．他疾患による症状を除外できる
3．下記コア症状の少なくとも 1 つ以上存在する
　　1．視神経炎
　　2．急性脊髄炎
　　3．延髄最後野症状（原因不明の吃逆，嘔気・嘔吐）
　　4．急性脳幹症状
　　5．MRI 病変を伴う症候性ナルコレプシーあるいは間脳症候群
　　6．MRI 病変を伴う症候性脳病変

抗 AQP4 抗体陰性 NMOSD 診断基準
1．下記コア症状の少なくとも 2 つ以上存在する
　　ただし少なくとも 1 つは視神経炎，脊髄炎，あるいは延髄最後野症状である
　　1．視神経炎
　　2．急性脊髄炎
　　3．延髄最後野症状（原因不明の吃逆，嘔気・嘔吐）
　　4．急性脳幹症状
　　5．MRI 病変を伴う症候性ナルコレプシーあるいは間脳症候群
　　6．MRI 病変を伴う症候性脳病変
2．空間的多発性がある
3．下記 MRI 所見がある
　　視神経炎：脳病変なし or 長い視神経病変 or 視交叉病変
　　脊髄病変：3 椎体以上の長大な病変 or 脊髄萎縮
　　最後野病変・脳幹病変：病状を説明できる病変
4．他疾患による症状を除外できる

AQP4：Aquaporin4, NMOSD：neuromyelitis optica spectrum disorder

（Wingerchuk DM *et al*, 2015[11] より改変引用）

であることが報告され[10]，あらたに NMO は，抗 AQP4 抗体を有する独立した疾患概念として確立した．抗 AQP4 抗体は NMO のバイオマーカーであるが，病態に直接的に関与する可能性が想定されている．一方，抗 AQP4 抗体陽性の視神経炎あるいは脊髄炎のみの症例も存在することから，現在 NMO spectrum disorder（NMOSD）とよばれることが多い．臨床的には，視神経炎は高度の視力障害を呈し，視交叉病変により両側性の障害となることもある．また脊髄炎は 3 椎体以上の長大な脊髄病変を呈することが特徴とされ，しばしば横断性脊髄炎の所見を呈する．時に大脳病変や脳幹病変を合併し，視床下部や延髄最後野が好発部位とされ，過眠，難治性吃逆，呼吸障害を呈することもある．当科で経験した NMOSD 患者の MRI 画像所見（**図❶**）と NMOSD の診断基準（**表❷**）[11] を示す．NMOSD では，シェーグレン症候群や橋本病などの膠原病を合併することが多く，**表**

❶に示したシェーグレン症候群の中枢神経障害の病型・症状の一部は，NMOSD との関連性が示唆される．治療は，急性期はステロイドパルス療法かつ/もしくは血液浄化療法がおこなわれる．再発予防に関してはプレドニゾロンの内服がおこなわれる．プレドニゾロンの減量は再発に気をつけながら緩徐におこなう必要がある．また多発性硬化症の再発予防薬であるインターフェロン β，フィンゴリモド，ナタリツマブなどは無効である．プレドニゾロンの減量が困難な症例では，免疫抑制薬のアザチオプリンが併用されるが，現在保健適応外である．

2）無菌性髄膜炎

シェーグレン症候群の中枢神経障害のなかで，無菌性髄膜炎の頻度は，約 20％と報告されている[12]．頭痛や発熱，髄膜刺激症状といった一般的な髄膜炎の所見を認めるが，その他の髄膜炎の原因となりうる感染症や悪性腫瘍の髄膜浸潤などの否定が必要である．検査所見では，頭部造影 MRI にてびまん性の髄膜造影効果，単核球優位の髄液細胞増多と蛋白量の上昇を認め，時にオリゴクローナルバンドが陽性になる．病態機序として，髄膜へのリンパ球浸潤・血管炎が想定されており，副腎皮質ステロイドが使用される[13]．

おわりに

シェーグレン症候群に合併する末梢神経障害，中枢神経障害はいずれも多彩な病型・症状を示し，神経症状が乾燥症状に先行することもまれではない．一方，感覚性ニューロパチーは，シェーグレン症候群や傍腫瘍性神経症候群に合併することが多く，悪性腫瘍の検索とともに，明らかな乾燥症状がなくてもシェーグレン症候群の合併を念頭に置き精査を勧めるべきである．またシェーグレン症候群の患者が中枢神経障害を呈した場合には，NMOSD の可能性を考え抗 AQP4 抗体の測定をおこなうべきである．もし抗 AQP4 抗体が陽性であれば，急性期治療としてステロイドパルスや血液浄化療法をおこない，再発予防の治療薬としてプレドニゾロンやアザチオプリンの内服が必要である．

文 献

1) Raphaèle S *et al*：EULAR Sjögren's syndrome disease activity index （ESSDAI）：a user guide. *RMD Open* **1**：e000022, 2015

2) Mori K *et al*：The wide spectrum of clinical manifestations in Sjögren's syndrome-associated neuropathy. *Brain* **128**：2518-2534, 2005

3) Teixeira F *et al*：Neurological involvement in primary Sjögren's syndrome. *Acta Reumatol Port* **38**：29-36, 2013

4) Goransson LG *et al*：Peripheral neuropathy in primary Sjögren syndrome：a population-based study. *Arch Neurol* **63**：1612-1615, 2006

5) Massara A *et al*：Central nervous system involvement in Sjögren's syndrome：unusual, but not unremarkable—clinical, serological characteristics and outcomes in a large cohort of Italian patients. *Rheumatol* **49**：1540-1549, 2010

6) Griffin JW *et al*：Ataxic sensory neuropathy and dorsal root ganglionitis associated with Sjögren's syndrome. *Ann Neurol* **27**：304-315, 1990

7) Chen WH *et al*：Plasmapheresis in the treatment of ataxic sensory neuropathy associated with Sjögren's syndrome. *Eur Neurol* **45**：270-274, 2001

8) Botez SA *et al*：Prolonged remission of a demyelinating neuropathy in a patient with lymphoma and Sjögren's syndrome after Rituximab therapy. *J Clin Neuromuscul Dis* **11**：127-131, 2010

9) Lennon VA *et al*：A serum autoantibody marker of neuromyelitis optica：distinction from multiple sclerosis. *Lancet* **364**：2106-2112, 2004

10) Lennon VA *et al*：IgG marker of optic-spinal multiple sclerosis binds to the aquaporin-4 water channel. *J Exp Med* **202**：473-477, 2005

11) Wingerchuk DM *et al*：International consensus diagnostic criteria for neuromyelitis optica spectrum disorders. *Neurology* **85**：177-189, 2015

12) Rossi R *et al*：Subacute aseptic meningitis as neurological manifestation of primary Sjögren's syndrome. *Clin Neurol Neurosurg* **108**：688-691, 2006

13) 森恵子ほか：膠原病・類縁疾患に伴う神経・筋障害の診断と治療. Sjögren 症候群. 日内科誌 **99**：1764-1772, 2010

免疫学の ABC

第 6 回

自然リンパ球の種類と役割

千葉麻子

順天堂大学医学部免疫学講座

自然リンパ球（innate lymphocyte）は，リンパ球でありながら自然免疫系のように迅速に反応可能な細胞である．Lineage marker を発現しない自然リンパ球は innate lymphocyte（ILC）とよばれ，サイトカインの産生能によりグループ 1〜3 に分類される．抗原受容体を発現する自然リンパ球も存在し，なかでも mucosal-associated invariant T（MAIT）細胞はヒトに多く存在することから近年急速に研究が進んでおり，さまざまな免疫疾患との関わりが明らかとなっている．

はじめに

　古くから免疫応答は大きく 2 つに分類されてきた．微生物など異物の侵入に対し迅速に反応する自然免疫（innate immunity）と遅れておこる獲得免疫応答（acquired immunity あるいは適応免疫 adaptive immunity）である．近年，自然免疫と獲得免疫の中間に位置する自然リンパ球（innate lymphocyte）の存在が明らかとなり注目が集まっている．本稿では自然リンパ球の種類と特徴を概説し，なかでも免疫疾患における mucosal-associated invariant T（MAIT）細胞について紹介する．

1. 自然リンパ球

　自然免疫を担う好中球などの顆粒球，マクロファージ，樹状細胞はパターン認識受容体を介し，微生物などに共通している構造を認識して迅速に応答する．一方，獲得免疫を担う T 細胞と B 細胞は遺伝子再構成により多様な抗原受容体を発現し，さまざまな抗原を特異的に認

Key Words

自然リンパ球，innate lymphoid cell（ILC），mucosal-associated invariant T cell

識する．ナイーブな T・B 細胞は抗原に遭遇してもすぐに機能を発揮することはできずクローン増殖とよばれる機構により，増殖，分化を経てエフェクター機能を有する細胞となる．自然リンパ球（innate lymphocyte）とは，端的に言えばリンパ球でありながら自然免疫系のように迅速に反応可能な細胞である（図❶）．抗原受容体を発現しながらクローン増殖を介さずにエフェクター機能を発揮できる T・B 細胞を自然リンパ球とよぶようになった．近年では抗原受容体を発現しない自然リンパ球の存在も明らかとなり，これらは innate lymphoid 細胞（ILC）と名付けられた．ILC 細胞は「自然リンパ球」と日本語訳されるが innate lymphocyte の一種である．ILC は lineage marker，つまり CD3（T 細胞），CD19（B 細胞），CD11c（樹状細胞），CD11b（単球），FcεRI（マスト細胞），Gr-1（顆粒球），Ter119（赤血球）などを発現しないリンパ球様形態を呈する細胞で，これまで自然免疫に分類されていた natural killer（NK）細胞も ILC に含まれる．自然リンパ球は皮膚や腸管，気道などの外部環境と接する組織にも多く存在し免疫応答の最前線に位置する．

2. innate lymphoid 細胞

　ILC は Lin-c-kit＋Sca-1loCD127＋分画を経て転写抑

免疫学のABC

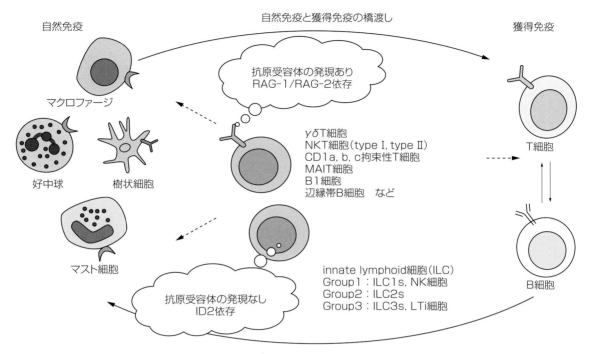

図❶　自然リンパ球
自然リンパ球は innate lymphoid 細胞（ILC）と抗原受容体を有する innate T・B 細胞自然リンパ球に大きく分けられる．innate T・B 細胞は RAG-1/RAG-2 を発現し抗原受容体の遺伝子の再構成をするが，抗原受容体の多様性が乏しい．
ILC は lineage marker を発現しないリンパ球様形態を呈する細胞である．自然リンパ球は自然免疫のように迅速に反応することが可能である．

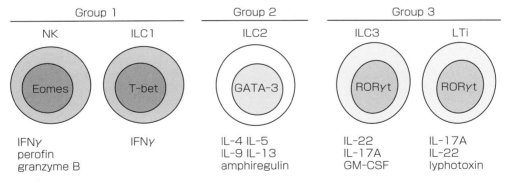

図❷　innate lymphoid cells（ILCs）
ILC はヘルパー T 細胞サイトカインを産生する．そのサイトカインや転写因子にもとづいたグループに分類される．Group 1 ILC には ILC1 と NK 細胞，Group 2 ILC には ILC2，Group 3 ILC には ILC3 と lymphoid tissue-inducer（LTi）細胞が分類される．Group 1 ILC は IFNγ（Th1 サイトカイン），Group 2 ILC は IL-5，IL-9，IL-13（Th2 サイトカイン），Group 3 ILC は IL-17 や IL-22（Th17 サイトカイン）を産生する．

制因子の Id2 依存性に分化する．ILC はヘルパー T 細胞サイトカインを産生し，そのサイトカインにもとづいたグループに分類される（図❷）．Group 1 ILC には ILC1 と NK 細胞，Group 2 ILC には ILC2，Group 3 ILC には ILC3 と lymphoid tissue-inducer（LTi）細胞が分類される．Group 1 ILC は IFNγ（Th1 サイトカイン），Group

2 ILCはIL-5, IL-9, IL-13 (Th2サイトカイン), Group 3 ILCはIL-17やIL-22 (Th17サイトカイン) を産生する．Group 1に属するILC1はEomes, NK細胞はT-betに依存し，ILC2はTh2細胞と同様にGATA-biding factor 3 (GATA-3) 依存性に分化する．ILC2はTh2サイトカインの産生を介し細胞外寄生の微生物に対する免疫応答や腸管寄生虫，インフルエンザウイルスに対する防御にはたらく．Group 3 ILCにはLTi細胞とILC3が含まれ，どちらもRAR-related orphan receptor gamma t (RORγt) とIL-7に依存する．ILC3はIL-23やIL-1βに反応してIL-17, IL-22, GM-CSFなどを産生し，感染免疫においてはIL-17産生を介して真菌感染防御にはたらくといわれている．一方，LTi細胞はリンフォトキシンなどを産生してストローマ細胞を活性化し，リンパ節の構築に作用すると考えられている．

3. 抗原受容体を発現する自然リンパ球

T細胞受容体 (TCR) を発現する自然リンパ球をinnate T細胞もしくはunconventional T細胞，B細胞受容体を有するものをinnate B細胞などとよぶ．innate-like T細胞には，γδT細胞，CD1分子拘束性T細胞，MR1分子拘束性mucosal-associated invariant T (MAIT) 細胞が含まれる (図❸). CD1分子は大きく2つのグループに分けられ，グループ1 CD1分子としてCD1a, CD1b, CD1c, グループ2にCD1d分子がある．CD1d分子拘束性T細胞は通常NKT細胞とよばれ，さらにtype Iとtype IIに分類される．Type I NKT細胞はインバリアントなα鎖をTCRに使用することからinvariant NKT細胞 (iNKT細胞) ともよばれる．MAIT細胞も多くがセミインバリアントなTCR, TRAV1-2 (Vα7.2)-TRAJ33 (Jα33) を発現するが，最近MR1テトラマーを用いた解析により一部のTCRはTRAV1-2にTRAJ20やTRAJ12が結合したTCRを使用することが明らかとなった．innate T細胞はペプチド以外の抗原を認識し，NKT細胞は脂質抗原，MAIT細胞はビタミン類縁体などを認識する．γδT細胞はイソペンテルピロリン酸などの微生物由来のリン酸化プレニル代謝物やCD1a, CD1c, CD1dに提示された脂質抗原などを認識する．MAIT細胞を含

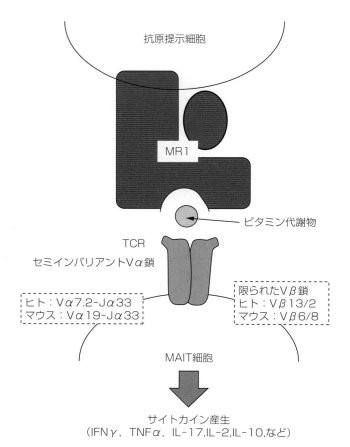

図❸ MAIT細胞
MAIT細胞は腸管粘膜固有層やパイエル板に多く存在することからその名が冠せられた．MR1分子は多型性を有さずMAIT細胞は限られたT細胞受容体 (TCR) を発現する．MAIT細胞は活性化によりIFNγ, IL-17, TNFαなどのサイトカインを産生する．ヒトMAIT細胞は末梢血T細胞の約1〜10%を占める大きな細胞集団であるが，組織に占める割合はさらに高く，肝臓で15〜50%，腸管10%との報告もある．

め自然T細胞は抗原だけでなくサイトカインにより活性化することも特徴的である．innate-like B細胞には，B1細胞，辺縁帯B細胞，B10細胞などがある．B1細胞や辺縁帯B細胞は自然抗体を産生しB10細胞はIL-10を産生し免疫応答の抑制にはたらく．

4. MAIT細胞と免疫疾患

多発性硬化症 (MS)[1], クローン病 (CD) や潰瘍性大腸炎 (UC)[2] などの炎症性腸疾患，強直性脊椎炎 (AS)[3] や関節リウマチ，全身性エリテマトーデス (SLE)[4], 線

維筋痛症，シェーグレン症候群など膠原病などの患者において末梢血 MAIT 細胞が減少している．MS 患者の脳や髄液，関節炎患者の滑膜に MAIT 細胞は検出されているが，われわれは UC 患者においては炎症の強い腸粘膜に MAIT 細胞が多く存在することを明らかにした．MAIT 細胞はケモカイン受容体を発現していて炎症局所に遊走する能力を有しており，IL-18 により活性化すると VLA-4 発現が上昇することが知られている．SLE を含めいくつかの免疫疾患において MAIT 細胞はアポトーシスが亢進しており，細胞死が血中での MAIT 細胞数減少の一因として考えられる．一方で，MAIT 細胞の活性化状態は SLE，UC などの疾患活動性や血清 IL-18 濃度と関連することから，遊走能の高い MAIT 細胞が腎炎や腸炎などの炎症局所に浸潤し病態に関与する可能性は大いに考えられる．MAIT 細胞は IFNγ，TNFα，IL-17 などを産生するが，UC や AS 患者においては IL-17 の産生能が亢進しており病態の増悪に寄与する可能性が示唆された．SLE においては抗原提示細胞の MR1 抗原提示能が亢進していたが，免疫疾患においてどのような抗原を認識し MAIT 細胞が活性化するのかは知られていない．一方で，SLE 病態に深くかかわる IFNα が，外来抗原の存在なしでも MAIT 細胞を強く活性化したことから[4]，サイトカインは免疫疾患における MAIT 細胞の活性化に重要な役割を担うと考えられる．

われわれは関節炎モデルを用いた解析から MAIT 細胞は炎症増幅に働き関節炎増悪に寄与することを示した[5]．UC のマウスモデルである oxazolone 誘発腸炎においては，MAIT 細胞が存在しない MR1 欠損マウスでは病態が軽症化することから，MAIT 細胞は炎症性腸炎の増悪にも関与すると考えられる（論文執筆中）．一方で MS モデルの実験的自己免疫性脳脊髄炎（EAE）は MR1 欠損マウスで増悪し，MAIT 細胞は T 細胞の IFNγ や IL-17 産生を制御し EAE 病態の抑制に作用することが示されている[6]．ヒト MAIT 細胞は末梢血単核球の IFNγ 産生反応を抑制したことから，ヒトにおいても状況に応じて免疫抑制に機能している可能性がある[1]．

まとめ

自然リンパ球の研究はここ数年で急速に進行している．MAIT 細胞はヒトにおいて頻度が高いことから重要な役割を有すると考えられる．ヒト MAIT 細胞の TCR に対する抗体や MR1 テトラマーなどのツールが開発されたことから，今後はさまざまな病態における MAIT 細胞の機能解明が期待される．

文 献

1) Miyazaki Y *et al*：Mucosal-associated invariant T cells regulate Th1 response in multiple sclerosis. *Int Immunol* **23**：529-535, 2011
2) Haga K *et al*：MAIT cells are activated and accumulated in the inflamed mucosa of ulcerative colitis. *J Gastroenterol Hepatol* **31**：965-972, 2016
3) Hayashi E *et al*：Involvement of mucosal-associated invariant T cells in ankylosing spondylitis. *J Rheumatol* **43**：1695-1703, 2016
4) Chiba A *et al*：Activation status of mucosal-associated invariant T cells reflects disease activity and pathology of systemic lupus erythematosus. *Arthritis Res Ther* **19**：58, 2017
5) Chiba A *et al*：Mucosal-associated invariant T cells promote inflammation and exacerbate disease in murine models of arthritis. *Arthritis Rheum* **64**：153-161, 2012
6) Croxford JL *et al*：Invariant Va19i T cells regulate autoimmune inflammation. *Nat Immunol* **7**：987-994, 2006

Journal Club

Romosozumab (sclerostin monoclonal antibody) versus teriparatide in postmenopausal women with osteoporosis transitioning from oral bisphosphonate therapy: a randomised, open-label, phase 3 trial.

Langdahl BL *et al*: *Lancet* **390**: 1585-1594, 2017

中村　洋（医療法人財団順和会山王病院リウマチ科）

　ビスホスホネートは骨粗鬆症の first line 薬として使われるが，効果不十分の場合は骨形成薬であるテリパラチドが選択される．しかし，ビスホスホネート後のテリパラチド投与は，効果が減弱することが知られている．そこで，ビスホスホネート効果不十分症例に対する抗スクレロスチン抗体（romosozumab）の効果をテリパラチドと比較検討した．

　本試験は第Ⅲ相多施設共同無作為化実薬対照試験である．閉経後骨粗鬆症でビスホスホネートを使用しているにもかかわらず，骨密度が T スコアで-2.5 以下の患者を対象に，それぞれ 218 人ずつを無作為に割り付けた．romosozumab は月 1 回 70 mg を皮下注，テリパラチドは 20 µg を毎日皮下注で投与した．6 ヵ月と 12 ヵ月後の骨密度（BMD）を DXA で，骨塩量（BMC）を定量 CT で，骨の turn over を血中 P1NP と CTX で測定した．

　大腿骨頭全体の BMD の変化率は，romosozumab＋2.6％，テリパラチド-0.6％で前者が高かった．また大腿骨頭総骨塩量はテリパラチドでは変化なかったのに対し，romosozumab で有意に増加しており，骨皮質は骨梁の 2 倍の増加を示した．骨形成マーカーの P1NP は romosozumab 投与 1 ヵ月でピークを示し，12 ヵ月をかけて徐々に初期値にもどったのに対し，分解マーカーの CTX は初回投与後速やかに低下し，3 ヵ月で初期値に戻った．一方テリパラチドは両マーカーとも高値を示し続けた．romosozumab はビスホスホネート投与後でも骨量増加を期待できる．

Local clearance of senescent cells attenuates the development of post-traumatic osteoarthritis and creates a pro-regenerative environment.

Jeon OH *et al*: *Nat Med* **23**: 775-781, 2017

中村　洋（医療法人財団順和会山王病院リウマチ科）

　脊椎動物では，老化細胞の蓄積が加齢疾患にかかわっており，老化細胞の排除が老化現象を遅延させ，健康を保つといわれている．筆者らは p16[INK4a]（老化細胞のバイオマーカーの一つ）のプロモーターにルシフェラーゼ，赤色蛍光，単純ヘルペスウイルス 1 のチミジンキナーゼ遺伝子を挿入した遺伝子改変マウス（p16-3MR）を用いて，変形性関節症（OA）の解析をおこなった．このマウスで ACL 切断 OA モデル（ACLT マウス）を作成すると，p16[INK4a]の発現が関節部に *in vivo*, *in vitro* で認められ，組織学的にも老化マーカーである HMGB1 の発現が軟骨細胞で認められた．ガンシクロビルを用いて p16[INK4a]発現細胞を選択的に除去すると，OA の発現が抑制され，疼痛が減少し，軟骨の再生が認められた．C57BL の ACLT マウスに老化細胞除去剤である UBX0101 を関節内注入すると，老化軟骨細胞の減少と，OA 発現抑制が認められた．また，人工膝関節形成術（TKA）時に採取した軟骨由来ヒト軟骨培養細胞から，UBX0101 を用いて選択的に老化細胞除去すると，老化マーカーや炎症性サイトカインの発現が減少し，軟骨基質の産生が増強した．これらの知見から，老化細胞が OA 治療のターゲットになりうる可能性が示唆された．

Journal Club

Anifrolumab, an Anti-Interferon-α Receptor Monoclonal Antibody, in Moderate-to-Severe Systemic Lupus Erythematosus.

Furie R *et al*：*Arthritis Rheumatology* **69**：376-386, 2017

廣村桂樹（群馬大学大学院医学系研究科 内科学講座 腎臓・リウマチ内科学）

　全身性エリテマトーデス（SLE）では，Ⅰ型インターフェロン（IFN）が疾患の発症，進展において中心的な役割を果たしている．抗IFNα抗体であるrontalizumabとsifalimumabのSLEを対象とした第Ⅱ相臨床試験の結果がこれまでに報告されているが，前者は主要評価項目を達成できず，後者は達成したものの効果は限定的であった．anifrolumabはIFNα/β/ω受容体に結合する完全ヒト型モノクロナール抗体であり，IFNα以外にIFNβ，IFNωのシグナルも抑制する．今回の論文では，SLE患者を対象としたanifrolumabの第Ⅱb相臨床試験の結果が報告された．ステロイド，抗マラリア薬，アザチオプリン，ミコフェノール酸モフェチル等による標準的治療をおこなっても一定の疾患活動性が残存する305例が，プラセボ群，anifrolumab 300 mg群，1,000 mg群の3群に割り付けられた．主要評価項目である24週目のSLE Responder Index（SRI［4］：SLEDAI-2Kの4点以上の減少等）の達成率は，プラセボ群17.6%に対して，300 mg群34.3%（p＝0.014），1,000 mg群28.8%（p＝0.063）であった．また治療前にIFNα関連遺伝子発現が低値であった76例においては，プラセボ群30.8%に対して，300 mg群29.2%（p＝0.946），1,000 mg群30.8%（p＝0.953）であったが，高値であった229例においては，プラセボ群13.2%に対して，300 mg群36.0%（p＝0.004），1,000 mg群28.2%（p＝0.029）であった．治療前のIFNα関連遺伝子発現を調べることで，有効群の同定ができ，SLEのテーラーメイド治療につながる可能性がある．現在，第Ⅲ相臨床試験がおこなわれている．

Randomized Trial of C5a Receptor Inhibitor Avacopan in ANCA-Associated Vasculitis

Jayne DRW *et al*：*J Am Soc Nephrol* **28**：2756-2767, 2017

廣村桂樹（群馬大学大学院医学系研究科 内科学講座 腎臓・リウマチ内科学）

　補体のC5aはアナフィラトキシンの1つであり，ANCA関連血管炎（AAV）の炎症性病態のキープレーヤーの1つと考えられている．本論文では欧州で施行された，AAVの寛解導入における補体C5a受容体阻害薬avacopan（旧称CCX168）の第Ⅱ相臨床試験（CLEAR試験）の結果が報告された．AAVの寛解導入では，高用量ステロイドにシクロホスファミド（CY）またはリツキシマブ（RTX）が標準的治療として使用される．CLEAR試験ではavacopanを使用することで，ステロイド投与を回避できるかが検討された．AAV患者67例全例にCYまたはRTXが投与され，コントール群（プラセボ＋プレドニゾロン60 mg/日）23例，少量ステロイド群（avacopan＋プレドニゾロン20 mg/日）22例，ステロイドフリー群（avacopan）22例の3群での治療効果を比較した．主要評価項目である12週目の「バーミンガム血管炎活動性スコア（BVAS）50%以上の改善」かつ「各臓器障害の無増悪」の達成率はそれぞれ70.0%，86.4%，81.0%であり，事前設定された非劣性マージンをクリアした．有害事象は全体ではほぼ同等であったが，ステロイド関連の有害事象はavacopan群で少なかった．わが国では高齢のAAV患者が多く，ステロイドや免疫抑制薬による感染症が問題になることが多い．現在，欧米を中心とした第Ⅲ相臨床試験が始まっており，その結果が待たれる．

Journal Club

Atorvastatin-induced necrotizing autoimmune myositis：An emerging dominant entity in patients with autoimmune myositis presenting with a pure polymyositis phenotype.

Troyanov Y *et al*：*Medicine*（*Baltimore*）**96**：e5694, 2017

平形道人（慶應義塾大学医学部医学教育統轄センター）

炎症細胞浸潤をともなわない筋壊死を呈する壊死性自己免疫性筋炎（necrotizing autoimmune myositis：NAM）が，炎症性筋疾患の一病型として注目され，抗 SRP 抗体，抗 3-hydroxy-3-methylglutaryl coenzyme A reductase（HMGCR）抗体，悪性腫瘍との関連が報告されている．本研究では，壊死性筋症 14 例中 12 例にアトルバスタチンが前投与され，その全例に抗 HMGCR 抗体が検出された．12 例中 10 例（83％）が血清 CK 高値，近位筋力低下，筋電図異常を示し，筋生検を施行した全例に，筋鞘や筋内膜毛細血管への細胞膜傷害複合体（membrane attack complex：MAC）の沈着が見られた．ステロイド単独療法では血清 CK 値の改善には至らず，導入療法として，10 例（83％）でγグロブリン静注療法（IVIG）が施行されていた．以上の結果から，（1）アトルバスタチンなどのスタチン誘導性 AIM は，無症候性で，高 CK 血症を呈する症例の鑑別疾患として重要である，（2）筋組織への MAC 沈着はアトルバスタチン誘導性自己免疫筋症（atorAIM）の病態と関連する，（3）atorAIM は，一般的にステロイド抵抗性で，IVIG 療法が治療の導入，寛解維持に有用である，ことが明らかになった．本研究では，NAM における抗 HMGCR 抗体の臨床的意義が示されたが，今後，同抗体と筋組織への MAC 沈着との関連機序の追究，NAM 多数症例を集積しての抗 SRP 抗体陽性例との比較対照研究などが必要と考える．

Thigh muscle MRI in immune-mediated necrotizing myopathy：extensive oedema, early muscle damage and role of anti-SRP autoantibodies as a marker of severity.

Pinal-Fernandez I *et al*：*Ann Rheum Dis* **76**：681-687, 2017

平形道人（慶應義塾大学医学部医学教育統轄センター）

特発性炎症性筋疾患は，多発性筋炎（PM），皮膚筋炎（DM），封入体筋炎（IBM）など多彩な病型からなり，その診断は筋生検病理組織像により確定される．近年の画像診断の進歩のなかで，MRI は筋浮腫，筋萎縮，脂肪置換，筋膜浮腫など筋・軟部組織障害を検出し，各病型に特徴的な所見も報告されている．

本研究は，炎症細胞浸潤の乏しい筋壊死を特徴とし，PM，DM，IBM とは異なる病型として注目されている，免疫関連性壊死性筋症（immune-mediated necrotizing myopathy：IMNM）の MRI 所見を明らかにするために，特発性炎症性筋疾患 666（IMNM 101，PM 176，DM 219，非筋症性 DM（CADM）17，封入体筋炎 153）例を対象として，各病型，筋炎特異自己抗体と関連する大腿筋 MRI 所見を比較検討した．IMNM は，DM，PM に比較して筋の浮腫，萎縮，脂肪置換の割合がより高いのが特徴的であった（p<0.01）．また，IMNM において，抗 SRP 抗体陽性例は抗 HMGCR 抗体陽性例より，筋萎縮（19％，p＝0.003）と脂肪置換（18％，p＝0.04）が多く，IMNM では，外旋筋群と臀筋群が障害されやすく，筋膜障害は DM で最も高頻度であった．IMNM や他の病型において，脂肪置換が筋初期より見られることも明らかになった．「IMNM は DM や PM にくらべ，より広範な筋障害が特徴的で，抗 SRP 抗体陽性例では，抗 HMGCR 抗体陽性例より高度の筋障害が認められた．今後，各症例の前向き試験における，MRI による筋所見の経時的変化（治療反応性を含む）の検討，MRI 所見と筋病理組織像との関連の追究が課題と考えられる．

Journal Club

Herpes Zoster and Tofacitinib：Clinical Outcomes and the Risk of Concomitant Therapy.

Winthrop KL *et al*：*Arthritis Rheumatol* **69**：1960-1968, 2017

永井立夫（北里大学医学部膠原病・感染内科学）

　関節リウマチ（RA）患者の帯状疱疹発症の危険因子として，ステロイド，メトトレキサート（MTX），生物学的製剤などが知られているが，最近ではトファシチニブやバリシチニブなどの Janus kinase 阻害薬の使用が帯状疱疹発症のリスクとなることが明らかにされている．本論文では，従来型合成抗リウマチ薬やステロイド薬の併用が，トファシチニブ使用中の RA 患者の帯状疱疹発症に及ぼす影響を検討した．

　本研究では，トファシチニブの第Ⅰ相から第Ⅲ相試験，さらにその後の長期継続試験に参加した 6,192 名（16,839 患者年）の患者を対象として，後ろ向きに解析をおこなった．トファシチニブ群全体での帯状疱疹の粗罹患率は 4.0/100 患者年であり，著者らによる以前の報告と同様に，日本では 8.0/100 患者年，韓国では 8.4/100 患者年と高かった．第Ⅲ相試験において，ステロイド非併用トファシチニブ単独群で最も帯状疱疹の粗罹患率が低かった．多変量解析をおこなったところ，ベースラインにおけるステロイドの使用が独立した危険因子であったが，大部分が MTX である従来型合成抗リウマチ薬の併用には有意差が見られなかった．

　この結果を参考にすると，RA 患者にトファシチニブを投与する際に帯状疱疹の発症リスクを低下させるためには，できるだけ併用ステロイドの量を減らすことが重要であると考えられる．

The Safety and Immunogenicity of Live Zoster Vaccination in Patients With Rheumatoid Arthritis Before Starting Tofacitinib：A Randomized Phase Ⅱ Trial.

Winthrop KL *et al*：*Arthritis Rheumatol* **69**：1969-1977, 2017

永井立夫（北里大学医学部膠原病・感染内科学）

　ACR のガイドラインでは，生物学的製剤あるいは Janus kinase（JAK）阻害薬開始予定の 50 歳以上の関節リウマチ（RA）患者に対して，少なくとも開始 2 週前に水痘ワクチンの接種が推奨されている（わが国では，MTX 内服中は生ワクチンの接種はできないことに注意）．しかしながら，これにはデータ的な根拠がなかった．本論文では，トファシチニブ投与開始前の RA 患者に水痘ワクチンを接種して，その免疫原性と安全性を検討した．

　50 歳以上（平均 62 歳）の MTX 15〜25 mg/週に不応性の RA 患者に水痘ワクチンを接種し，2 週後よりプラセボ（n＝57）あるいはトファシチニブ 5 mg 1 日 2 回（n＝55）の投与を開始した．ワクチン接種 6 週後の水痘・帯状疱疹ウイルス（VZV）特異的 IgG の増加率（geometric mean fold rise）はトファシチニブ群で 2.11，プラセボ群で 1.74 であった．また，同時点における VZV 特異的 IFN-γ 産生 T 細胞数の増加率はトファシチニブ群で 1.50，プラセボ群で 1.29 であった．1 名の VZV 未感染の症例で，トファシチニブ開始 2 日後に播種性の病変が出現した．

　50〜59 歳の健常人を対象にした ZEST 試験の結果と比較して，本試験の対象者の年齢を考慮すると，標準的な用量の MTX 内服中の RA 患者に対する水痘ワクチンの免疫原性は十分あると考えらえるが，安全性は VZV 既感染者にしか担保されない．JAK 阻害薬による帯状疱疹のリスクが特に高いわが国においても，同様な臨床試験を検討してみてもいいのではないか．

私とリウマチ学

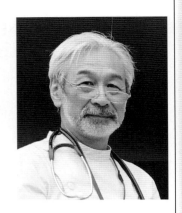

高林克日己
TAKABAYASHI Katsuhiko

医療法人社団鼎会 三和病院 顧問
千葉大学 名誉教授

私にとってのリウマチ学

　私にとってのリウマチ学，膠原病学は，全く症例に立脚したものであった．幸か不幸か当時膠原病研究の先人がわずかしかいない千葉大学第二内科の医局に対して，千葉県600万人という膨大な人口から出てくる膠原病患者さんたちが押し寄せてくるのであるから，私にはとにかく多数の症例に遭遇するチャンスが生まれた．それがいくつかの希少疾患との出会いにつながった．ある程度全身性エリテマトーデス（SLE）という病気を経験したあとで，どう見ても例外的なものと映ったのがループス膀胱炎で，たまたま何例か経験することでその存在を確信できた．肺胞出血もまだSLEではわが国で報告がなかった．さらに多発性筋炎・皮膚筋炎における間質性肺炎の発見も，数がある程度あったからこそできたことだろう．当時の教科書には膠原病の肺疾患ではSLEが筆頭で筋炎に間質性肺炎の記載はなかった．それが自験例をまとめてみると皮膚筋炎で妙に多いのに気付いた．さらに予後良好例10例と不良例10例を比較し，何が違うかが，私にとっての大きな発見につながったのである．不思議なことであるが，数を集めれば誰でも気が付くことにどうして気が付かないのだろう．しかしわかっているつもりのデータをまとめてみるという基本的なことが，物事の発見につながることはその後もしばしば経験した．人間の脳で一時に展開できる内容は限られているので，なんとなくわかっているつもりでも，努力して見える化することがいかに大切かを物語っていて，決してこのことに怠惰であってはならないのである．

　電子カルテ上で一人の患者の30年間のデータをプロットするとそこから多数のことが読み取れる．こうしたシステムをもって膠原病の診療をするようになってからは，長期のデータなしで診療しているという同業者のことは信用できなくなった．またカリニ肺炎の撲滅に努めたこともある．まだ小さな子供二人を残して母親がカリニ肺炎で突然亡くなり，その葬儀でみた子供たちがあまりに不憫で，それ以降は徹底してカリニ肺炎のST合剤の予防投与を進めた．このために学会で偉い先生たちを相手に論戦したこともあった．このことがやっと一般化されたのはごく最近のことである．

　さて，医療情報学は今になって再度，私をリウマチ学に誘うことになった．実は私は大学病院には臨床家はいらないという当時の流れと，昨今盛んになったAIの魅力に取りつかれて横道にそれ，1996年頃から私のリウマチ学歴には約20年の空白が生まれることになったのである．そして大学の医療情報学と病院経営を担当しながら傍らからリウマチ学を眺めることになった．その時代はまさに当時出現したバイオ製剤の躍進だった．このリウマチ学のバブリーな時代に，

私とリウマチ学

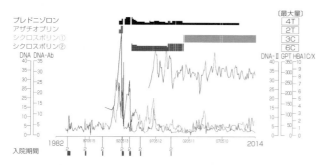

図　電子カルテ上のSLE患者32年間の処方薬剤歴と検査データの変化
毎回これは更新されたデータで見えるのでこの患者のデータ推移がよくわかる．
Cy-Aの導入以降DNA抗体価は著明に低下し，少量のステロイドでコントロールできるようになった．またアザチオプリンの投与で肝機能障害を起こしたこともわかる．

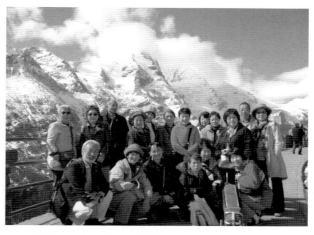

写真　今年の第21回膠原病リウマチ患者さんのヨーロッパ旅行
オーストリア　グロースグロックナーにて

　私は病院の経営改善の勤めをしながら，電子カルテの製作と有り余るレセプトデータの電子化を進めていたのである．その後，複数大学のデータを集め，何か解析できないかと試し合うことになった．考えてみればそこにはいろいろなヒントが潜んでいた．しかしそれを解析できるのは，各分野の専門家でなければアイデアは浮かばないものである．いまはNDBと呼ばれる国内の全レセプトデータの解析に取り組んでいる．これにより，一人も漏らさず国中すべての患者の薬剤情報を集めることで，新たな発見・研究ができることを最期のライフワークとして楽しみに仕事をしている．

　もう一つの私のユニークな仕事としては，患者さんをヨーロッパに連れていくツアーの主宰である．いまや私はそうしたことを生業にする人と思われるようにまでなってしまった．過去23年間に21回行ったが，要するに夏休みはすべてこれに費やしてきたと言って過言ではない．患者さんにとって福音になることはもちろんで，患者さんの夢を叶え，達成感をもつことができ，そして新たな夢を膨らませることは，彼女たちの生きざまさえも変えてしまう力を持っているということを私は学んだ．欧州ではなく熱海や鬼怒川へのバス旅行ではだめなのかといわれることもよくある．もちろんそれはそれでよいと思いながら，こうしてヨーロッパに行ってきたことが彼女たちの自信につながっているのは事実である．そして，それ以上に24時間お付き合いする日が連日続く中で，逆に私が彼女たちから学んだことは，彼女たちが常に患者なのではなく，それは彼女たちのごく一部に過ぎないということであった．旅行に行って，私は医師，あなたは患者という関係が成立するのは診察室の中だけであるという，当たり前のことに気づかされたのだった．生活の下ではなく上に医療が位置するのは病院という特区だけの話であることに気付かず，それが当然と錯覚している医師がたくさんいるように思う．そして，このことがその後私が生活を優先する訪問診療医になるきっかけになったように思う．在宅医療が盛んになる中で，在宅医療でも専門家が必要になる時代になるかどうかはわからないが，多くのリウマチ患者が在宅医療になっていく可能性は高く，また特養の回診をしていてリウマチ患者がいかに多いのには驚かされる．こうした人生の晩年におけるリウマチ診療についても，一般成人とは別のガイドラインが必要であると考える今日この頃である．

季刊誌

分子リウマチ治療　5月号　予告
（2018 年 4 月 20 日発行）

特集　免疫再構築症候群とは

免疫再構築症候群とは（総論）	亀田　秀人	
免疫抑制療法中の肺結核症における		
免疫再構築症候群	田中　徹	
免疫抑制療法中の B 型肝炎ウイルス再活性化と		
劇症化	持田　智	
ウイルスによる免疫再構築症候群		
（CMV，薬剤性過敏症候群など）	塩原　哲夫	
免疫再構築症候群の治療の試み	田中　敏郎	
免疫チェックポイント阻害薬による副作用		
（医原性免疫再構築）	松井　聖	

◇

連載

　骨代謝・骨免疫
　　第 16 回　敗血症における造血制御：
　　　骨芽細胞の役割　　　　　　　　寺島明日香

　リウマチ性疾患の難治性病態の治療
　　第 13 回　TAFRO 症候群　　　　　　正木　康史

　免疫学の ABC
　　第 7 回　B 細胞サブセットの作用と役割
　　　　　　　　　　　　　　　　　　吉崎　歩

　不明熱の原因となるリウマチ性疾患
　　第 1 回　総論：不明熱とリウマチ性疾患
　　　　　　　　　　　　　　　　　　山村　昌弘
　Journal Club　　　　　　　　　　　藤井　博司
　　　　　　　　　　　　　　　　　　長嶋　孝夫
　　　　　　　　　　　　　　　　　　三村　俊英
　　　　　　　　　　　　　　　　　　吉田　俊治

　私とリウマチ学　　　　　　　　　　松本美富士

編集主幹
住田　孝之：筑波大学医学医療系内科（膠原病・リウマチ・アレルギー）教授

編集幹事
木村　友厚：富山大学大学院医学薬学研究部整形外科・運動器病学教授
竹内　勤：慶應義塾大学医学部リウマチ・膠原病内科教授
山本　一彦：理化学研究所統合生命医科学研究センター副センター長

編集委員
赤星　透：社会福祉法人恩賜財団済生会湘南平塚病院内科
渥美　達也：北海道大学大学院医学研究院免疫・代謝内科学教室教授
石黒　直樹：名古屋大学大学院医学系研究科総合医学専攻運動・形態外科学講座整形外科学教授
小川　法良：浜松医科大学第三内科講師
川合　眞一：東邦大学医学部炎症・疼痛制御学講座教授
川上　純：長崎大学大学院医歯薬学総合研究科先進予防医学共同専攻 リウマチ・膠原病内科学分野教授
上阪　等：東京医科歯科大学大学院医歯学総合研究科膠原病・リウマチ内科学教授
齋藤　知行：横浜市立大学大学院医学研究科運動器病態学教授
佐藤由紀夫：東北大学大学院医学系研究科内科病態学講座感染制御・検査診断学分野非常勤講師
佐野　統：兵庫医科大学内科学講座リウマチ・膠原病科主任教授
塩沢　俊一：九州大学病院別府病院内科特任教授
鈴木　康夫：東海大学医学部内科学系リウマチ内科学特任教授
髙岸　憲二：医療法人社団山崎会サンピエール病院名誉院長
髙崎　芳成：順天堂大学医学部附属順天堂越谷病院院長
高林克日己：医療法人社団鼎会三和病院顧問/千葉大学名誉教授
武井　修治：鹿児島大学大学院保健学研究科教授
田中　廣壽：東京大学医科学研究所附属病院抗体ワクチンセンター免疫病治療学分野教授
田中　良哉：産業医科大学医学部第一内科学講座教授
寺井　千尋：自治医科大学附属さいたま医療センターリウマチ膠原病科教授
中村　洋：医療法人財団順和会山王病院リウマチ科部長 国際医療福祉大学教授
西本　憲弘：東京医科大学医学総合研究所難病分子制御学部門兼任教授 大阪リウマチ・膠原病クリニック院長
野島　美久：群馬大学大学院医学系研究科生体統御内科学分野教授
平形　道人：慶應義塾大学医学部医学教育統轄センター教授
廣畑　俊成：北里大学医学部客員教授/信原病院副院長
藤井　隆夫：和歌山県立医科大学医学部リウマチ・膠原病科学講座教授
藤井　博司：東北大学大学院医学系研究科血液・免疫病学分野准教授
佛淵　孝夫：医療法人社団敬愛会佐賀記念病院統括院長
簑田　清次：自治医科大学アレルギー・リウマチ科教授
三村　俊英：埼玉医科大学病院リウマチ膠原病科教授
山田　治基：藤田保健衛生大学医学部整形外科学教授
山村　昌弘：岡山済生会総合病院特任副院長/リウマチ・膠原病センター長
吉田　俊治：藤田保健衛生大学医学部リウマチ・感染症内科学教授

分子リウマチ治療 ②

vol.11　no.1　2018

定　　価　本体 2,300 円＋税
年間購読　9,200 円＋税
　　　　　（4 冊，送料弊社負担）

・本誌に掲載する著作物の複製権・翻訳権・上映権・譲渡権・公衆送信権
（送信可能化権を含む）は株式会社先端医学社が保有します.
・ JCOPY ＜（社）出版者著作権管理機構　委託出版物＞
本誌の無断複写は著作権法上での例外を除き禁じられています. 複写される
場合は，そのつど事前に，（社）出版者著作権管理機構（電話 03-3513-6969,
FAX 03-3513-6979, e-mail：info@jcopy.or.jp）の許諾を得てください.

2018 年 1 月 20 日発行

編　集　「分子リウマチ治療」編集委員会
発行者　鯨岡　哲
発行所　株式会社　先端医学社
　　　　〒 103-0007 東京都中央区日本橋浜町 2-17-8
　　　　　　　　　　　　　　　　　　浜町平和ビル

電　話　03-3667-5656代
FAX　03-3667-5657
振　替　00190-0-703930
http://www.sentan.com
E-mail：book@sentan.com
印刷・製本/三報社印刷株式会社

ISBN978-4-86550-311-1 C3047 ¥2300E